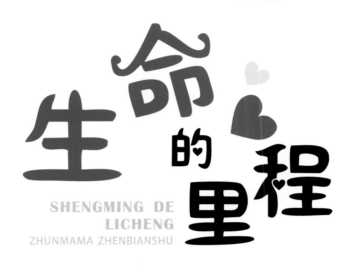

生命的里程

SHENGMING DE
LICHENG

ZHUNMAMA ZHENBIANSHU

——准妈妈枕边书

主编 谢 兰

四川科学技术出版社

·成都·

图书在版编目（CIP）数据

生命的里程 ——准妈妈枕边书 / 谢兰主编. -- 成都：
四川科学技术出版社，2018.5
ISBN 978-7-5364-9042-0

Ⅰ. ①生… Ⅱ. ①谢… Ⅲ. ①孕妇－妇幼保健－基本
知识 Ⅳ. ①R715.3

中国版本图书馆CIP数据核字(2018)第091258号

生命的里程——准妈妈枕边书
SHENGMING DE LICHENG ZHUNMAMA ZHENBIANSHU
主编 谢 兰

出 品 人　钱丹凝
责任编辑　戴　玲
责任出版　欧晓春
策　　划　四川超派文化
出版发行　四川科学技术出版社
　　　　　官方微博：http://e.weibo.com/sckjcbs
　　　　　官方微信公众号：sckjcbs
成品尺寸　170mm×240mm
印　　张　8.125 字数15万
印　　刷　成都平川印务有限责任公司
版　　次　2018年5月第1版
印　　次　2018年5月第1次印刷
定　　价　38.00元

ISBN 978-7-5364-9042-0

地址：四川省成都市槐树街2号　邮政编码：610031
电话：028-87734035　电子邮箱：sckjcbs@163.com

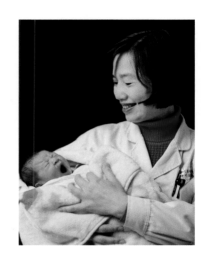

谢兰简介

　　谢兰主任医师、教授、硕士生导师，四川省人民医院妇产科主任、教学主任、四川省卫生厅学术技术带头人、四川省卫生计生领军人才。四川省预防医学会妇幼卫生管理分会副主任委员、中国医院协会妇产科医院管理分会委员、四川省医师协会妇产科医师分会副会长、四川省医学会围产医学专业委员会常委、四川省妇产科质量控制中心专家、四川省生殖健康协会"快乐孕育健康教育项目"培训师资、《中国循证医学杂志》《现代临床医学》编委、科学之友杂志社《营养与优生》杂志顾问。

　　从事妇产科临床医疗及教学科研30余年，有丰富的临床诊疗经验，擅长高危产科及围产医学诊治。发表论著100余篇，负责科研课题20余项。获省医学科技奖二等奖、成都市科学技术进步奖三等奖；获得"我心中的名医"和"十强口碑好医生"等称号。

四川省人民医院妇产科室简介

　　四川省人民医院妇产科是四川省重点学科，是四川省规模最大、业务量最多、水平最高的综合性科室，拥有一支技术力量最强的医护队伍。全科医护技术人员218人，医生66人，主任医师7人，副主任医师15人，主治医师25人，住院医师19人。其中博士16人，硕士34人，本科15人。硕士研究生导师5位。拥有享受国务院特殊津贴的主任医师、四川省卫生厅学术与技术带头人、四川省卫生厅学术与技术带头人后备人选、四川省卫计委领军人物、硕士研究生导师5位，全科有12人在国家、省、市级学术团体担任副主任委员、常委、委员，7人担任国内包括核心期刊在内的各种杂志副主编、常务编委、编委。近年来科室的发展逐渐走向规模化和专业化，其综合实力位于四川省各大医院前列，拥有雄厚的技术实力和先进的医疗设备。全科医务人员曾多次派往国内外著名医疗机构进修学习。医务人员整体业务素质过硬，技术精湛。妇产科下辖妇科、急诊妇科、产科、产前诊断中心、辅助生殖医学中心及门诊共六个部门，医院综合实力强大，科室管理严格有序，各级医师业务精湛，拥有丰富的临床经验，能为患者提供一个良好的就医环境，并取得最佳治疗效果。门诊常年有主任及副主任医师专家坐诊，擅长各种妇产科常见病，多发病及疑难杂症的诊治。开设有普通妇科、妇科肿瘤、不孕不育、生殖内分泌、高危妊娠、普通产科、优生优育、遗传咨询和产前诊断等专家、专科门诊。

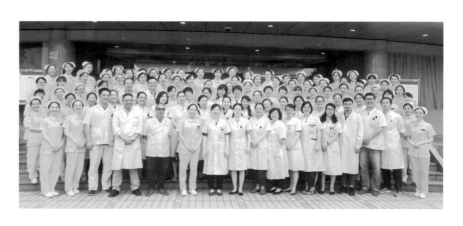

编委会成员

主　编　谢　兰

副主编　马　涛　闵丽华

编　委　罗　宏　李　蓉　刘　朗　梁礼莉　刘安琪
　　　　张莉娟　李冬梅

前言//

　　生一个健康、聪明的宝宝，是每一对夫妇，每一个家庭的愿望。如何安全顺利地度过怀孕期，也是与每个家庭的幸福指数密切相关的。1998年，WHO提出了"妊娠人生大事，务使母婴安全"的号召，呼吁全球重视孕期保健服务，这也是保证母亲和婴儿安全，提高人口出生素质非常重要的环节。目前各种孕期保健、新生儿护理等方面的资料及书籍众说纷纭，当然也鱼龙混杂，甚至有些内容自相矛盾。本书的作者从专业妇产科医护的角度，结合四川省人民医院孕期产检及分娩的实际情况，以浅显易懂的文字向读者介绍了宝宝的整个生命里程以及孕前、孕期和产后的一些检查及护理保健的知识。

　　本书第一章讲解了孕前检查及孕前准备的重要性和必要性，并详细介绍了需要做的检查项目以及孕前的各种准备工作，接着对如何尽快地怀上宝宝的各种科学方法一一作了详解，帮助备孕夫妇轻松妊娠。第二章给读者讲解了怀孕早期的一些表现以及正确的应对方法和早孕期的一些注意事项。第三、四、五章详细介绍了建孕期产检保健卡的流程、产检的项目、孕期常见的症状以及如何正确地配合医生产检等事宜。第六、七章专门介绍了分娩前的准备和分娩时如何更好地配合助产士迎接宝宝的出生。最后两章给读者讲解了新生宝宝的护理以及科学坐月子的知识。

　　整本书随着宝宝的生命孕育到出生，循序渐进，深入浅出，相信对于每一对备孕夫妇以及准爸爸妈妈来讲，这一定是一本非常实用的科普读物。

目录
——Contents

第一章
怀孕前的准备

　　亲爱的准妈妈们，如何才能拥有一个健康聪明的宝宝？如何才能轻松平安地度过怀孕期？这是所有准爸爸准妈妈最关心的问题。孕前各项准备工作尤为重要，以最佳状态开启一段神奇之旅，孕育新的生命。

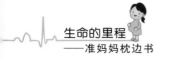
第一节　孕前检查

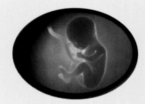

　　孕前检查很重要，不仅能对现在的身体状况作了解是否适宜怀孕，而且能提前了解一些在孕期可能影响孕妇本人或胎儿生长发育的一些情况，从而能提前做好准备及处理，更加全方位地保障母婴的健康。

　　一般身体检查包括：

　　健康体检　血、尿常规，肝肾功能，心电图，胸片，肝、胆、胰、脾彩超等。这些检查主要是评估准妈妈的身体状况，是否患有严重疾病不能耐受妊娠，或是需要在怀孕以前接受治疗；还能初步排查是否患地中海贫血（一种单基因遗传疾病），这是可能遗传给宝宝的先天性疾病。大家最担心的胸片检查，其实它的照射剂量是很小的，不足以引起胎儿发生畸变，检查后第二个月就可以正常妊娠，对宝宝没有任何影响。

　　因为爸爸的一般身体状况对胎儿发育影响极小，可以不作严格要求，但是需要排查一些对宝宝生长发育很关键的指标：乙肝、丙肝、艾滋、梅毒（医学上统称为输血前全套），这些都是传染性疾病，可能传染给母亲然后感染胎儿从而影响胎儿。

　　妇科检查　包括妇科常规体检，妇科彩超，宫颈HPV+液基细胞学。主要是发现一些生殖系统疾病，如宫颈疾病、妇科肿瘤等，孕前发现这些异常情况需及时治疗。比如卵巢囊肿者在孕期有发生囊肿破裂、扭转坏死等的可能。

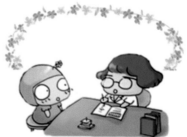

优生检查 甲状腺功能——甲状腺功能异常可能出现排卵功能障碍，怀孕概率低，流产率高，胎儿宫内生长缓慢，先天性甲状腺功能障碍，甚至可能影响胎儿智力。

优生四项（TORCH）——是指弓形虫、巨细胞病毒、风疹病毒、单纯疱疹病毒这四种病原体，可通过胎盘传给胎儿，引起胎儿宫内感染，导致流产、死胎、早产、先天畸形和智力障碍等各种异常情况。

输血前全套 这些传染性疾病可能在孕期传染给胎儿，尤其是梅毒胎儿宫内感染可能引起胎儿心脏畸形等先天性疾病。

第二节 身体准备

> 父母的健康是优化下一代身体素质的基础，计划受孕最好是在男女双方都处于体质健康、精神饱满的状态下进行。

停止避孕

如果之前一直采取了避孕措施的夫妇，第一步就是停止避孕。口服短效避孕药的妇女停药第二个月就可以妊娠，安了避孕环（宫内节育器）的妇女在月经干净3~7天之内到医院就诊取环，取环以后第二月就可以妊娠。

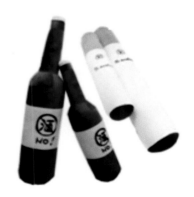

禁烟戒酒，控制茶和咖啡

吸烟甚至吸二手烟，以及酒精都是可能导致

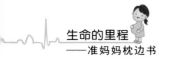

胎儿畸形的因素，并且容易造成流产或影响胎儿的体格发育和神经系统发育造成智力低下等情况。限制咖啡及茶的摄入，如果每天摄入大量的咖啡因，可能会使胎儿的先天畸形发生率增高。

补充叶酸

女性在怀孕前三个月及早孕三个月每天补充叶酸400μg，可以预防胎儿神经管畸形。目前有研究认为，补充含叶酸的多元营养素预防出生缺陷更全面有效，除了可以预防胎儿神经管畸形，还可以有效预防心血管先天畸形、唇腭裂等；还认为，每天服用含800μg叶酸的复合维生素制剂，可以更快达到预防神经管缺陷的有效浓度，还可以降低排卵障碍型不孕的发生概率。生育过神经管畸形胎儿的妇女、患有癫痫病正在服用抗癫痫药物的妇女、医学上诊断为肥胖的妇女等需在咨询医生后增加叶酸剂量。

良好的饮食习惯及作息规律

备孕的夫妇应该有良好的饮食习惯，膳食均衡，才能给胎儿提供丰富且充足的能源。夫妇双方应适当减轻工作压力，尽量避免经常熬夜、加班，注意劳逸结合，以免神经系统长期处于紧张状态，导致生殖内分泌系统功能紊乱。

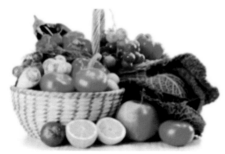
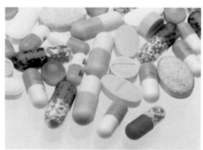

千万勿乱服药物

某些药物在孕期特别是早孕期（12周前）服用是可能导致胎儿发生先天畸形的，比如曾经在欧洲广泛使用的反应停就造成了大量海豹儿的出生。如果准妈妈们在准备怀孕就不要轻易服用药物，因为你可能还不知道自己已经怀孕了。如果病情比较严重需要用药时请到正规医院找专业医生诊治，并告知医生你正在备孕，医生会选择相对安全的药物。如果孕期不小心服用了一些药物也不要轻易决定放弃宝宝，因为有很多药物其实是安全的，这时应该带上你所服用的药物及说明书到遗传咨询门诊就诊，让医生给你意见和建议。另外，有一些准妈妈本身患有某些特殊疾病如糖尿病、高血压等需终生治疗，备孕及孕期都需要继续用药，这时候要征求医生意见是否需要调整剂量或者更换对胎儿安全的药物。

加强锻炼及控制体重

准妈妈准爸爸应根据自己的爱好因地制宜地进行体育锻炼，抵御各种病毒侵袭而影响胎儿。怀孕前的体重很重要，不仅可能影响怀孕的概率还可能影响宝宝的生长发育。准妈妈准爸爸们，看看你的体重标准吗？

体重指数（BMI）是目前国际上常用的衡量人体胖瘦程度以及是否健康的一个标准。

体重指数（BMI）=体重（kg）÷身高（m）的平方（kg/m^2）

	男　性	女　性
过　轻	<20	<19
适　中	20~25	19~24
过　重	25~30	24~29
肥　胖	30~35	29~34
非常肥胖	>35	>34

如果你的体重指数为肥胖或者体重过轻就需要向营养师进行咨询，通过调整饮食习惯和适当的运动，尽量在怀孕前期将体重调整到正常范围之内。

避免感染

避免各种各样有毒有害物质的接触，比如农药、含重金属的化学药品等；避免接触猫狗等宠物；避免食用不安全的食物，如生肉、生鱼片或未经巴氏法消毒的奶制品等。尽量不要密切接触或探访正在生病的家人和朋友。

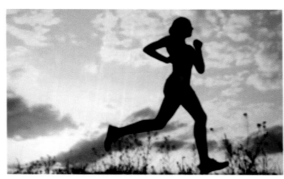 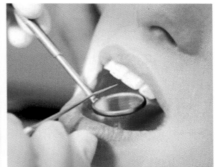

与牙医"约会"

当准妈妈为未来的宝宝进行全面准备时，不要忘了你的口腔保健。越来越多的证据显示，牙周疾病可能会导致早产和低体重出生儿。还有研究显示，牙龈疾病会增加孕妇患先兆子痫(一种表现出高血压、水肿和蛋白尿的妊娠期并发症)的风险。所以，准妈妈应在怀孕前6个月内到口腔科做一次彻底的口腔检查和必要的治疗，并接受口腔医生的健康指导，保证孕期牙齿健康，以免后患。

第三节 心理准备

准备怀孕的准爸爸准妈妈们，身体已经做好了准备，心理上也要做好准备哦！准爸爸要在怀孕期间多迁就和忍让妻子，因为孕妇在孕期可能会脾气古怪一些或非常情绪化；另外，要准备好接受妻子可能在有了宝宝后偶尔会忽视你或不太重视你，因为母爱是世界上最伟大的。

准妈妈要保持乐观稳定的情绪状态：怀孕是几乎每个妇女都要经历的人生过程，是件喜事。不要把生产想得那么可怕，不必为此背上思想包袱。要尽量放松自己的心态，及时调整和转移产生的不良情绪。虽然大多数的女性为要一个宝宝已经做了心理准备，但是她们没有想到的是孕后的种种不适会如此令人难受，如头晕、乏力，嗜睡、恶心、呕吐，有的甚至不能工作，不能进食。要做好准备怀孕后你的身材可能会逐渐变得臃肿，甚至出现妊娠纹等。当宝宝出生以后，可能全家人的目光都转移到宝宝身上去了而暂时忽略了你的辛苦。一个新生命的降临会将你们以前的二人世界完全打乱，但是要相信更加美妙的生活会伴随着宝宝的诞生而重新开始。

孕前优生遗传咨询

孕前检查结果出来了，看着一大堆数据犯难了吗？到底有问题吗？这个时候最好把你的孕前所有检查结果带上找孕前优生咨询医生帮你看结果。我们一起来看看常见的一些问题：

血常规 提示有贫血的时候，需警惕地中海贫血，这是一种常染色体隐性遗传疾病，如果夫妻双方都患有同种类型的地中海贫血的话，每次怀孕宝宝有1/4的概率为重型地中海贫血患儿，是需要在孕期行产前诊断的。而基因检测所

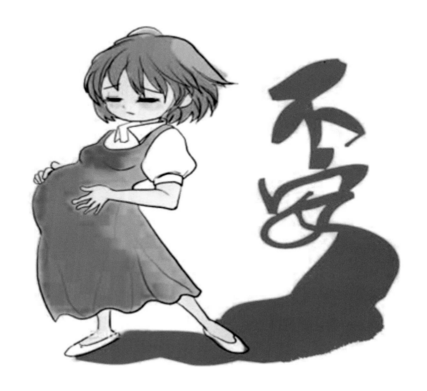

需时间大约10天，所以建议在怀孕前或怀孕早期查清楚，以便尽早做产前诊断。

甲状腺功能　可提示有无亚临床甲状腺功能减退，这种情况很多孕妇没有任何症状，但需要在孕前及整个孕期服药以维持正常的甲状腺功能，否则可能影响宝宝神经系统发育及甲状腺功能情况。

优生四项　可提示某些病原体感染，有些需要孕前用药物治疗，有些不需要用药物治疗，但需要监测其定量的指标稳定后才能怀孕。

另外，35岁以上的高龄孕妇，近亲结婚，生育过畸形胎儿或死胎死产，家族中有可疑遗传病史等情况都需要到产前遗传咨询门诊就诊。

当然，每个人的情况不一，夫妻双方应该如实地告知医生相关的家族遗传病史及既往孕产史等特殊情况，医生会根据你的情况，再针对性地做一些进一步的检查。

第四节 如何掌握排卵期

掌握女性的排卵期，这一点对于受孕非常重要。女性排卵期一般在两次月经周期的中间几天。排放后的卵子可存活1~2天，精子大约可存活3天，因此在排卵前3天到后一天过性生活比较容易受孕。

测出排卵期的方法有很多种。

测基础体温 如体温曲线呈双相，则在体温上升前一天即为排卵日。

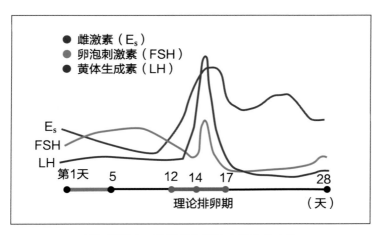

月经周期中三种激素在体液内浓度的变化

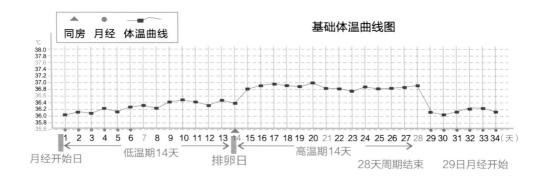

基础体温曲线图

观察宫颈黏液变化　每月中，当白带出现较多且异常稀薄，在此期间观察分泌物呈蛋清样，清澈、透明、拉丝度长，这很可能就是排卵期。

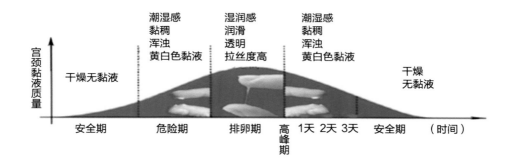

依靠仪器　市面上出售的排卵试纸等都能告诉你哪一天是排卵日。还有，从月经期以后开始到医院进行超声检查监测排卵是最准确的办法。

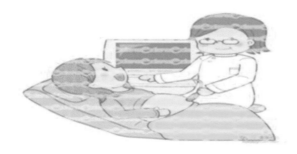

第二章
怀孕了

　　当你怀孕后，身体就悄悄开始产生变化了，如果能够提前留意这些怀孕的征兆，会让女性更快发现自己已经怀孕了。让我们一起来看看早孕的征兆吧，看看你有几条。

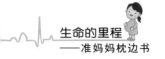

 第一节　孕早期的征兆

生理期延后

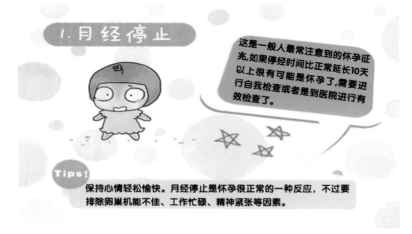

1.月经停止

这是一般人最常注意到的怀孕征兆,如果停经时间比正常延长10天以上很有可能是怀孕了,需要进行自我检查或者是到医院进行有效检查了。

Tips!

保持心情轻松愉快。月经停止是怀孕很正常的一种反应,不过要排除卵巢机能不佳、工作忙碌、精神紧张等因素。

频尿现象

因为膀胱受到子宫的压迫而产生频尿的现象,有时会有排尿不完全的情形,或是才刚去完厕所一会儿就又有便意,不要误以为是尿道发炎,一般尿道发炎除了尿频还会有尿痛或尿急、血尿等症状。

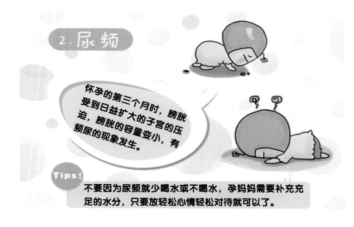

2.尿频

怀孕的第三个月时,膀胱受到日益扩大的子宫的压迫,膀胱的容量变小,有频尿的现象发生。

Tips!

不要因为尿频就少喝水或不喝水,孕妈妈需要补充充足的水分,只要放轻松心情轻松对待就可以了。

突然地恶心，呕吐感

很多孕妇在怀孕初期都有恶心、想吐的感觉，每个人的情况不同，当然，也不是怀孕了就肯定有恶心、呕吐的情况发生。

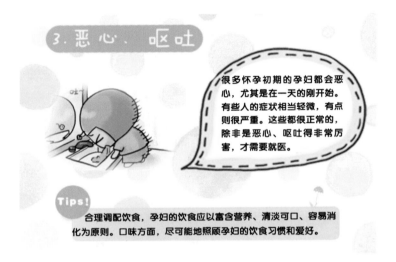

3.恶心、呕吐

很多怀孕初期的孕妇都会恶心，尤其是在一天的刚开始。有些人的症状相当轻微，有点则很严重。这些都很正常的，除非是恶心、呕吐得非常厉害，才需要就医。

Tips!

合理调配饮食，孕妇的饮食应以富含营养、清淡可口、容易消化为原则。口味方面，尽可能地照顾孕妇的饮食习惯和爱好。

乳房有胀痛感

怀孕以后，受激素水平的影响乳腺发育而引起乳房增大、胀痛等情况。

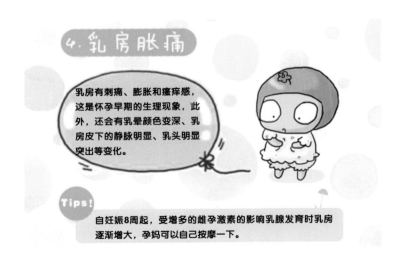

4.乳房胀痛

乳房有刺痛、膨胀和瘙痒感，这是怀孕早期的生理现象，此外，还会有乳晕颜色变深、乳房皮下的静脉明显、乳头明显突出等变化。

Tips!

自妊娠8周起，受增多的雌孕激素的影响乳腺发育时乳房逐渐增大，孕妈可以自己按摩一下。

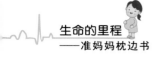
类似感冒的疲累症状

怀孕后整个人好像变得不舒服，可能会觉得没有食欲，很容易觉得累，经常想睡觉等。另外，有些人会发现自己的体温变得比较高，有类似感冒症状的感觉。这其实是身体的一个自我保护反应，让你不自觉地想休息，从而达到保护宝宝的目的。

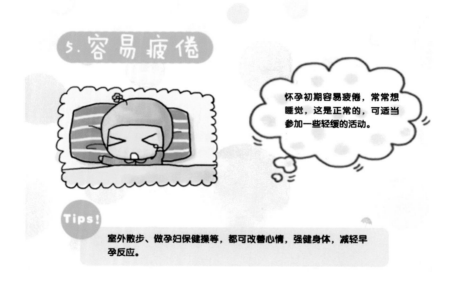

5.容易疲倦

怀孕初期容易疲倦，常常想睡觉，这是正常的，可适当参加一些轻缓的活动。

Tips!

室外散步、做孕妇保健操等，都可改善心情，强健身体，减轻早孕反应。

少量出血情况

有些孕妈妈在怀孕初期会有少量出血的情况，所以，如果出血量及颜色不同于平时月经期而且之前曾有过性行为，最好是请妇产科医师检查确认是否怀孕了，因为女性阴道出血的原因很多，例如，流产迹象、宫外孕、内分泌失调等，所以由医师来判定会比较好。

饮食喜好改变

突然之间好像饮食喜好变得不太一样，某些原本很喜欢吃的食物变得有些反感，或突然想吃某种食物，例如，很多孕妇在早孕期就特别喜欢吃偏酸的食物。

胃部灼热，不舒服

因怀孕的关系，消化系统可能产生不同的变化，例如，很容易有胃灼热感或吃完一些食物后觉得肠胃不太舒服，经常会有孕妇误以为自己得了胃肠炎而服用药物治疗。

如果你有了上述的表现之中任何一项都表示你可能怀孕了，下一步将是如何验孕了。下面介绍几种常见的验孕方式。

第二节 验孕的方法

尿液检测

自行检测 现在很多药店都能买到验孕棒。方法：以干净的纸杯收集尿液，然后将尿液滴在验孕棒指定的位置，等候几分钟后，就会出现反应，通常出现两条红线就代表阳性反应，一般受孕后14~20天也就是说超过月经期就能验出阳性反应。

到医院检测 其实检测原理和验孕棒是一样的。

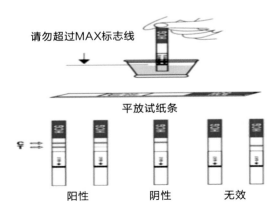

请勿超过MAX标志线

平放试纸条

阳性　　　　阴性　　　　无效

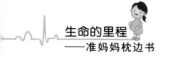

抽血验孕

比尿液检测更早能检测出是否怀孕，也更加准确，并且能帮助排查是否为宫外孕或胚胎发育不好等情况

方法：直接抽取孕妈妈的静脉血液（不需要空腹）检验，通常需要等待几个小时。

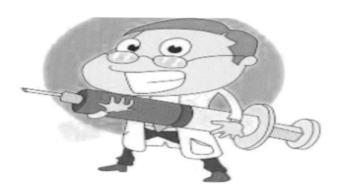

腹部超声或阴道超声

适用于受孕后21天以后也就是从最后一次来月经第一天开始计算40~50天（6~7周孕）；可以了解子宫内的情况，进而确认是否为宫内正常怀孕。这样的检查方式不会伤害人体器官也不会影响胎儿健康。通常如果腹部超声没有看到胚胎或显示不清晰的时候，医师可能会改为阴道超声来做检查。

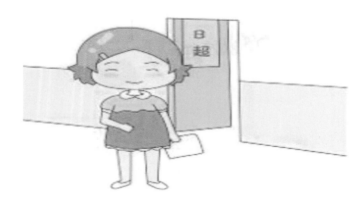

第三节　早孕期注意事项

在喜悦的同时，也有些注意事项需要留意，这样从怀孕一开始，胎儿就能安全地在妈妈肚子里生长，而妈妈更能有健康的身体来孕育健康可爱的宝宝。

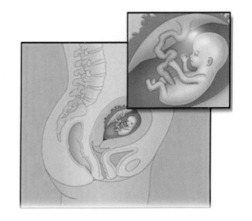

准妈妈的生活要规律，最好不要经常熬夜，如果工作繁重，尽量稍作调整，避免过度劳累。均衡饮食，勿暴饮暴食，尤其是生冷食物最好忌口，容易过敏的食物建议少吃，本身有过敏史的准妈妈更要注意。

未经医师同意请勿任意服用药物，如有特殊疾病的准妈妈，例如：糖尿病、心脏病，请和你的专科医生或妇产科医师讨论合适的用药建议，切勿擅自停药。

留意肢体动作，不要爬高爬低或提重物，将做事的速度放慢，让自己行为更温和些。

怀孕初期建议避免长途旅行，以免太过劳累或是因为水土不服而发生肠胃问题，如果想出远门，建议到怀孕中期再出行。

如果身体出现异常现象，例如腹痛或出血等情况，应尽快就医检查，因为有可能发生宫外孕或先兆流产等情况。

如果开始有孕吐困扰，可尝试改成少量多餐的方式，如果呕吐严重完全不能进食，这时候一定要到医院就诊，采取输液的方式补充能量、电解质等，否则可能发生严重的水电解质紊乱甚至危及生命。

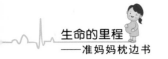
从你最后一次来月经的第一天开始计算，40⁺天的时候就可以到医院做B超检查，了解是否正常宫内妊娠，50⁺天的时候B超就能看到胎儿的最早期的心跳了。如果你的月经周期不准确，这时你需要找产科医生帮你计算检查的时间。如果一旦发现胚胎停止发育了，一定要及时终止妊娠，因为死亡的胚胎组织在你体内时间长了会引起凝血功能障碍甚至大出血。

 第四节　超声的介绍

超声应用在胎儿诊断上超过50年的时间，使用上非常安全。超声波是一种耳朵听不见的声波，当该声波通过皮肤，进入子宫内遇到器官或胚胎时会形成反射，于是超声波就可以将这些反射回来的声波转换成影像，这就是超声的大致原理。

不同孕周的超声可以看见什么？

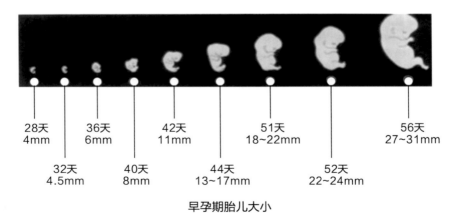

| 28天 | 32天 | 36天 | 40天 | 42天 | 44天 | 51天 | 52天 | 56天 |
| 4mm | 4.5mm | 6mm | 8mm | 11mm | 13～17mm | 18～22mm | 22～24mm | 27～31mm |

早孕期胎儿大小

①**怀孕6~8周** 确定胚胎是否着床在子宫内，并了解是否有多胞胎的可能性。

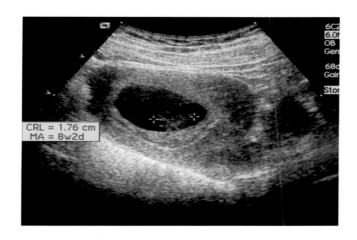

②**怀孕11~13周** 可以测量胎儿颈部透明带厚度，双胎妊娠可以判断绒毛膜性，作为检验唐氏综合征的参考依据。

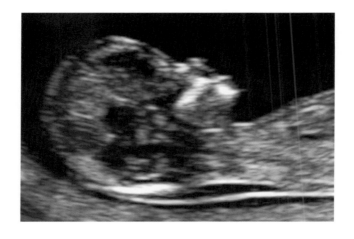

③**怀孕16~18周** 进行羊膜穿刺时，可以利用超声引导，更加安全。

④怀孕20~24周　胎儿心脏及系统超声，此孕周可详细看出胎儿是否存在心脏畸形及其他一些外观明显畸形。

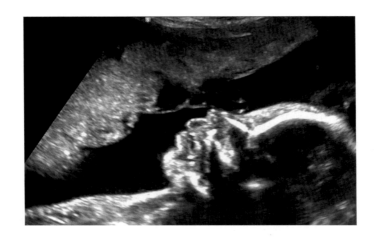

⑤怀孕28~32周　可进一步观察胎儿发育是否正常，并留意胎儿是否有发育迟缓或巨婴等情况。

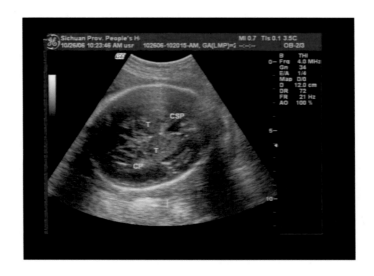

⑥怀孕36~40周　评估胎儿大小、胎位、胎盘位置等提供生产方式的参考。

超声对于很多异常状况确实可以提早发现，同时也是医生在产检时的超级好帮手，但是，大家也一定要了解"超声不是万能的工具"，它仍然有一些局限性。超声检查不出来的问题：

1. 只能看构造而非功能。例如，耳朵外观正常，但超声无法检测出听力障碍。

2. 太过细小的问题。例如，手指少一小节，有可能看不出来。

3. 后期才出现的问题。胎儿是逐渐生长的，30周才出现的问题，无法在20周的超声检查时发现。

4. 胎儿的姿势影响。很多胎儿在超声检查时，可能是背面朝上或侧躺，于是无法看清胎儿每个角度，有时需要孕妇走走，或等待片刻再次检查。

认识各种超声

二维超声

目前，一般妇产科在给孕妇做产前超声检查时以二维超声为主，它的成像为平面影像，需要受过专业训练的医生才能看懂。透过二维超声可以看到胎儿基本的身体构造，体格的发育，羊水量等。根据超声仪器能否以彩色方式显示血管分为黑白超声与彩色超声两类。

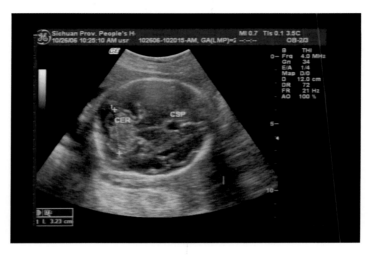

二维超声图像

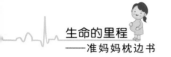

三维超声

经由电脑影像系统处理，将一张一张相邻并排的平面影像重新组合后加上光影变化，产生胎儿的身体表面立体超声，等于是把多个二维影像组合成立体的画面。

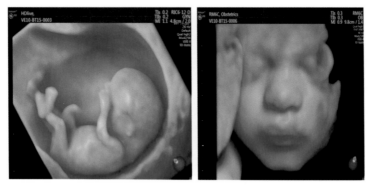

三维超声图像

四维超声

为及时动态的3D影像，可观察胎儿连续动态的画面，4D超声可以呈现胎儿活动情形与面部表情动作。

系统超声

无论采用二维还是三维、四维超声检查时，除了进行基本检查项目（例如，测身长、胎位、羊水、胎盘位置等），更重要的是要全面筛查胎儿内部器官构造等（例如，心脏、肾脏、脊椎脑部、手脚等）。最佳筛查孕周为22~24周。

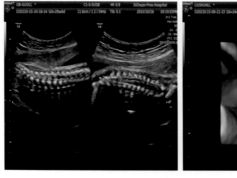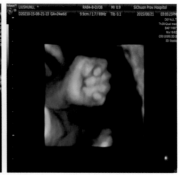

系统超声图像

第三章
建孕期产检保健卡

从怀孕到生产是一个复杂的生理过程，由于受到各种危险因素的影响，可能危及胎儿和孕妈妈的身体健康甚至生命安全，因此，请你向医生提供真实可靠的病史，一定做好定期产前保健，在医生的指导下合理膳食、营养及服用必要的用药，以保证你和宝宝的安全。按要求到孕妇学校听课，配合医生完成各种辅助检查。

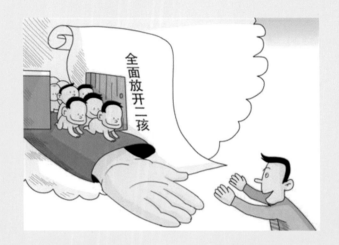

是否建了孕期产检保健卡，定期产检了就能确保母婴安全并确保胎儿出生以后完全健康一点瑕疵都没有吗？当然不是，人类是目前最严密且最复杂的生物体，胚胎的发生发育过程也是一个非常神奇且复杂的过程，期间可能受到很多因素的影响而发生变化；即使目前医学科学技术已经取得了飞速的发展，但是仍然有很多问题医学不能解决。所以通过这些发达的医学技术尽量及时地在孕期发现母亲或胎儿的各种异常情况，及时做出最好的处理与治疗。

国家为此专门制定了母婴保健法，并且规定各级政府部门根据自己的情况对孕妇提供一定的免费和优惠政策：

所有妇女在怀孕前3个月和怀孕后3个月内均可在社区卫生服务中心或乡镇医院免费领取叶酸，预防胎儿神经管缺陷的发生。

所有孕妇在孕期可接受艾滋病、梅毒和乙肝免费检测一次。农村妇女住院分娩可享受国家住院分娩补助，在本县（市，区）医疗保健机构住院分娩的农村孕产妇，出院结账时按相关规定补助结算；在非本县（市，区）医疗保健机构住院分娩的农村孕产妇，产后3个月内凭住院分娩凭证、户口簿（或身份证）原件复印件到户口所在地乡镇卫生院领取补助。

第一节　建孕期产检保健卡时间及医院选择

　　在确定怀孕以后，准妈妈们就需要开始了解医院建孕期产检保健卡的流程和注意事项，从而有效保障孕妈妈和胎儿的安全与健康。那么，怀孕多久开始建孕期产检保健卡？在确定怀孕的前三个月，超声提示可以见到胎儿胎心就可以建孕期产检保健卡了，最佳时期是怀孕后的8~12周。那么怎么计算孕周呢？

在黑色列中找到最后一次月经的月份和日期，再对照一下对应的蓝色列的月份和日期，蓝色显示的就是预产期。

```
1月   1  2  3  4  5  6  7  8  9  10 11 12 13 14 15 16 17 18 19 20 21 22 23 24 25 26 27 28 29 30 31     1月
10月  8  9  10 11 12 13 14 15 16 17 18 19 20 21 22 23 24 25 26 27 28 29 30 31 (1  2  3  4  5  6  7     11月

2月   1  2  3  4  5  6  7  8  9  10 11 12 13 14 15 16 17 18 19 20 21 22 23 24 25 26 27 28              2月
11月  8  9  10 11 12 13 14 15 16 17 18 19 20 21 22 23 24 25 26 27 28 29 30 (1  2  3  4  5              12月

3月   1  2  3  4  5  6  7  8  9  10 11 12 13 14 15 16 17 18 19 20 21 22 23 24 25 26 27 28 29 30 31     3月
12月  6  7  8  9  10 11 12 13 14 15 16 17 18 19 20 21 22 23 24 25 26 27 28 29 30 31 (1  2  3  4  5     1月

4月   1  2  3  4  5  6  7  8  9  10 11 12 13 14 15 16 17 18 19 20 21 22 23 24 25 26 27 28 29 30        4月
1月   6  7  8  9  10 11 12 13 14 15 16 17 18 19 20 21 22 23 24 25 26 27 28 29 30 31 (1  2  3  4        2月

5月   1  2  3  4  5  6  7  8  9  10 11 12 13 14 15 16 17 18 19 20 21 22 23 24 25 26 27 28 29 30 31     5月
2月   5  6  7  8  9  10 11 12 13 14 15 16 17 18 19 20 21 22 23 24 25 26 27 28 (1  2  3  4  5  6  7     3月

6月   1  2  3  4  5  6  7  8  9  10 11 12 13 14 15 16 17 18 19 20 21 22 23 24 25 26 27 28 29 30        6月
3月   8  9  10 11 12 13 14 15 16 17 18 19 20 21 22 23 24 25 26 27 28 29 30 31 (1  2  3  4              4月

7月   1  2  3  4  5  6  7  8  9  10 11 12 13 14 15 16 17 18 19 20 21 22 23 24 25 26 27 28 29 30 31     7月
4月   7  8  9  10 11 12 13 14 15 16 17 18 19 20 21 22 23 24 25 26 27 28 29 30 (1  2  3  4  5  6        5月

8月   1  2  3  4  5  6  7  8  9  10 11 12 13 14 15 16 17 18 19 20 21 22 23 24 25 26 27 28 29 30 31     8月
5月   8  9  10 11 12 13 14 15 16 17 18 19 20 21 22 23 24 25 26 27 28 29 30 31 (1  2  3  4  5  6  7     6月

9月   1  2  3  4  5  6  7  8  9  10 11 12 13 14 15 16 17 18 19 20 21 22 23 24 25 26 27 28 29 30        9月
6月   8  9  10 11 12 13 14 15 16 17 18 19 20 21 22 23 24 25 26 27 28 29 30 (1  2  3  4  5  6  7        7月

10月  1  2  3  4  5  6  7  8  9  10 11 12 13 14 15 16 17 18 19 20 21 22 23 24 25 26 27 28 29 30 31     10月
7月   8  9  10 11 12 13 14 15 16 17 18 19 20 21 22 23 24 25 26 27 28 29 30 31 (1  2  3  4  5  6  7     8月

11月  1  2  3  4  5  6  7  8  9  10 11 12 13 14 15 16 17 18 19 20 21 22 23 24 25 26 27 28 29 30        11月
8月   8  9  10 11 12 13 14 15 16 17 18 19 20 21 22 23 24 25 26 27 28 29 30 31 (1  2  3  4  5  6        9月

12月  1  2  3  4  5  6  7  8  9  10 11 12 13 14 15 16 17 18 19 20 21 22 23 24 25 26 27 28 29 30 31     12月
9月   7  8  9  10 11 12 13 14 15 16 17 18 19 20 21 22 23 24 25 26 27 28 29 30 (1  2  3  4  5  6  7     10月
```

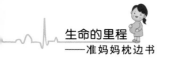

孕周的计算：

最后一次月经的第一天开始计算停经天数：

$$孕周=停经天数÷7$$

比如：末次月经为5月12号，今天为8月10号，那么停经天数为90天

$$孕周=90天÷7天=12周+6天（12周零6天）$$

预产期的计算：

按末次月经第一天计算，在月份上加9或者减3，在日期上加7，就是预产期。

如：末次月经是5月12号，那么预产期就是第二年的2月19号。

 ## 第二节　选择产检医师及医院

　　知道自己怀孕之后，很多准妈妈就会开始思考，我该去哪儿产检？该找哪一位医生产检？建议准妈妈可以从以下几点来考量，选择合适的医院及产检医师。

专业的能力

可先留意产检医院及建孕期产检保健卡医师的介绍及简历，也可以请教有经验的亲友或采纳同事的意见。

医疗设备是否完善，是否能提供所有孕期所需的检查项目。比如，有些医院由于设备及技术限制不能提供胎儿系统超声检查及产前诊断等。

产检的时间及地点

产检医院离家的距离以及交通是否方便等，一般建议选择离家比较近的医院建卡。该医院提供的产检时间是否能配合妈妈方便产检的时间，很多公立医院只能在工作日提供产检，而私立医院则能在周末及节假日提供产检。

就诊舒适度

公立医院大多就诊病人很多，每次等待就诊的时间很长，而且每次产检可能和医生进行交流的时间也非常有限。

医院的环境

观察环境是否整洁、干净，病房环境是否宽松或符合你的需求，新生儿专业护理及指导情况等。

表1 不同的医院情况比较表

医院的种类	优　点	缺　点
综合医院	1. 科室较多，除了妇产科以外，还有其他科室 2. 医疗人员及设备都很完整及先进 3. 高危孕妇可经专科诊治，能得到完善的照顾	1. 临产分娩时，可能会由负责值班的医生接生 2. 易与其他疾病的患者接触 3. 就诊等待时间长
私立妇产医院	1. 可以受到细心的全程产检服务 2. 始终由同一位医生进行治疗服务 3. 就诊环境舒适	遇到特殊紧急状况时，需要转送大医院
妇幼专科医院	1. 医疗人员及设备完整及先进 2. 就诊时人不会过多，妈妈较能从容地与医生沟通 3. 大都附设小儿科，遇到小儿紧急状况也能完善处理	1. 遇到特殊紧急状况时，需要转送大医院 2. 怀孕期如有内科疾病需到外院就诊

如果你是属于高危孕妇的话建议你还是选择综合医院建卡要好些。我们一起来看看哪些孕妇是高危孕妇吧，顾名思义，具有高危妊娠因素的孕妇称为高危孕妇。孕妇患有各种急慢性疾病和妊娠并发症，已知不良环境及社会因素等，均可能导致怀孕期间出现可能危及孕妇本人及宝宝生命的情况发生。

高危妊娠包括

1. 各种妊娠合并症：心脏病、糖尿病、高血压、肾病、癫痫等。

2. 各种妊娠并发症：妊娠高血压疾病、前置胎盘、妊娠期糖尿病、妊娠特发性血小板减少等。

3. 多胎妊娠。

4. 骨盆异常或软产道异常。

5. 孕妇年龄为<16岁或>35岁初次怀孕。

6. 多次手术史或剖宫产史等。

高危孕妇注意事项

1. 被医生告知高危妊娠的孕妇，首先要调整您的心理情绪，不要紧张，因为紧张有弊无益，应积极配合医生完成各项检查，定期参加孕妇学校的课程学习。

2. 高危准妈妈需要选择综合性实力比较强的医院建卡，并且需要选择高危门诊定期产检。

3. 严格按照医师约定的日期产检，你的产检次数及检查项目会有所增加。

4. 如有不适情况，及时门诊就医，比如：严重的头晕，严重的阴道出血，腹胀痛，发热等。

产检过程中因特殊情况例如：发生妊娠期高血压疾病，腹中双胞胎其中一个发育异常等，原来的妇产科医生建议转院或转诊时，请带齐你的产检资料或住院资料以及转诊单就诊，有了这些详细的资料，接受的医院及医生就能清楚地了解状况，并协助你顺利及安心生产。

第三节 建孕期产检保健卡流程

当你选择好建卡医院及产检医师以后，就需要去医院建卡了，下面我们来介绍一下建卡的流程吧：

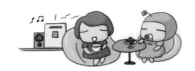

操作1 挂产科号。

操作2 早上空腹就诊，带上你所做的孕前检查、本次怀孕的相关检查以及夫妻双方身份证。

操作3 就诊，建卡室完善相关资料。

操作4 医生就诊进行全面询问及检查并会根据你的情况完善建卡需做的检查。

操作5 携带全部检查结果再次就诊。

复诊：

操作1 挂产科号，在综合医院及妇幼专科医院建卡孕妇很多，最好提前预约挂号。

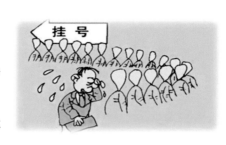

操作2 带上建卡资料先到建卡室完善体重及孕周计算。

操作3 医生产检。

操作4 完善相关检查。

操作5 将检查报告及时拿给医生看，如有异常，及时处理。

操作6：预约下一次产检时间并询问是否需要空腹就诊等注意事项。

第四章
孕期产检

　　通过对你的孕期定期产检，医生才能对你的整个怀孕过程了解清楚，及时发现你怀孕期的各种异常情况及时处理，严密监控宝宝的生长发育，才能让你安全度过怀孕期，也让宝宝健康出生。

第一节　产检的一般内容

体重

通过对孕妇的体重监测，可间接知道胎儿的成长。整个孕期体重增加为10～12.5kg，每周增长350～500g。体重增得太快易出现妊娠期糖尿病等并发症，而长得太少反映胎儿可能存在生长受限。

测血压

孕期监测血压是为了及时发现妊娠高血压疾病，及时发现及时治疗，若没有及时有效的治疗的话可能发生抽搐、颅内出血等情况甚至危及母儿生命。

测宫高、腹围

孕妇宫高、腹围的测量也是反映胎儿生长发育情况的指标，有时候也可以帮助监测羊水的变化。

定期检测血尿常规及肝肾功能

一般情况下会每个月检查一次血尿常规及肝肾功能，为了及时了解你孕期的基本情况，比如是否贫血、血小板是否下降、肝肾功能是否下降等，及时发现问题及时治疗和处理。

20周前的特殊检查

11～14周B超（NT）完善后可立即行早孕期唐氏筛查，15～20周行中孕期唐氏筛查，12周以上即可行无创基因检测。检查结果尽快给产科医生看或给遗传咨询医生看，若有异常是需要行羊水穿刺或其他产前诊断的。

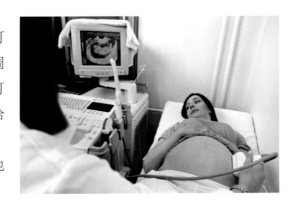

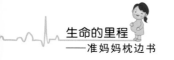

22~24周的特殊检查

这个时间段是超声筛查宝宝是否存在重要器官异常的最佳时期，所以宝宝的系统筛查B超及胎儿心脏彩超均在这期间检查，也就是大家常常所说的三维或四维B超。检查报告单也是要及时给医生看，因为有些异常情况是需要尽快做进一步检查的。

24~28周的特殊检查

糖尿病的筛查（OGTT）：需要你空腹并且很早就要到医院检测，整个检测过程需抽4次血，第一次空腹，然后立即口服医院特制的糖水，之后1小时、2小时、3小时分别抽血。如果筛查发现妊娠期糖尿病就需要进行饮食控制及运动调节，最好到营养科门诊就诊，让专业的营养师教你怎样能既控制血糖又保证充足的营养。另外，还需要买一个血糖监测仪，学会自己测量血糖，如果监测血糖无法达到控制目标就需要到内

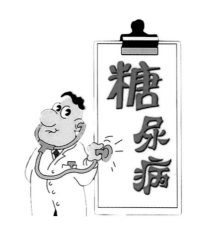

分泌科就诊，必要时需要使用胰岛素治疗；而对于胰岛素，准妈妈们大可放心，这种药物对胎儿来说是绝对安全无害的。如果孕期血糖控制不好，不仅要影响孕妈妈的身体，最重要的是要影响宝宝的生长发育，还可能引起羊水过多等情况发生。

30~32周的特殊检查

B超检查：再次对胎儿进行重要器官筛查，因为有些宝宝会在晚孕期才表现出有异常。另外也可以评估宝宝的生长发育情况

34~40周的特殊检查

34周以后每周需做胎儿电子监测，了解胎儿在宫内的情况及宫缩情况。

38周B超检查了解胎盘成熟度、羊水量、胎方位、胎儿大小。结合骨盆外测量情况初步决定分娩方式。

产检次数

孕12~28周，每4周产检一次，孕28~36周，每2周产检一次；孕36周后若无异常，每周产检一次。

表2　产检时刻表

产检次数	时　　间	说　　明
第一次产检	怀孕8~12周	1. 建卡确定孕周，推算预产期，家族疾病史，过去疾病史，过去生产史，此次怀孕不适症状，评估孕妇风险 2.完善血尿常规、血型、凝血、梅毒、艾滋、甲肝、乙肝、丙肝监测、心电图、甲功、宫颈液基细胞妇科检查等 3.11~14周胎儿NT检测及早期唐氏筛查 4.预约胎儿系统彩超及胎儿心脏彩超
第二次产检	怀孕12~16周	1.常规产检（血压、体重、腹围、宫高、胎心） 2.15~20周中孕唐氏筛查 3.预约18~24周的羊水穿刺（需要直接产前诊断的孕妇）
第三次产检	孕16~20周	1.常规产检　2.15~20周中孕唐氏筛查　3.血尿常规 4.ABO血型抗体致新生儿溶血检测　5.羊水穿刺
第四次产检	孕20~24周	1.常规产检　2.胎儿心脏彩超及系统彩超 3.血尿常规、肝肾功　4.羊水穿刺
第五次产检	孕24~28周	1.常规产检　2.妊娠期糖尿病的筛查（OGTT）
第六次产检	孕28~30周	1.常规产检　2.胎儿超声
第七次产检	孕30~32周	1.常规产检 2.胎监（高危孕妇32周开始，普通孕妇34周开始） 3.血尿常规、肝肾功、心电图
第八次产检	孕32~34周	1.常规产检　2.胎监　3.注意自数胎动
第九次产检	孕36周	1.常规产检　2.胎监
第十至十五次产检	孕37~41周（每周产检一次）	1.常规产检、骨盆外测量 2.胎监 3.血尿常规、肝肾功、B超 4.注意胎动、腹痛及阴道流血流液情况 5.考虑生产方式

每个人的实际情况差别较大，医生可能会根据你的情况，增加一些检查项目及增加产检次数。

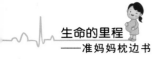

第二节　遗传咨询简介

　　每位孕妈妈都希望可以生育健康的宝宝，但是偶尔还是有家庭得面对胎儿发生异常或是唐氏筛查高风险或临界风险，随着医学的进步，有越来越多的问题是可以及早发现、及早预防的，这就是优生与遗传咨询最大的目的。所以，如果你符合遗传咨询的要件，或是担心自己的宝宝可能有某些遗传方面的疾病时，建议在准备怀孕前或怀孕初期就安排遗传咨询的服务。

　　为什么要做唐氏筛查?

　　如果双方家庭都没有什么特殊遗传疾病等情况，是否我们的宝宝就不会有遗传疾病或染色体异常了吗? 就不需要做这些筛查了吗? 答案是否定的，每一对健康的夫妇怀孕，都有可能孕育染色体异常的胎儿，只是发生的概率很低，但是因为这类患儿出生后都会存在严重的智力障碍，合并器官等发育畸形，给家庭和社会带来沉重的负担，所以国家规定要对每一位孕妇进行筛查。现在对于胎儿染色体筛查的技术在最近10年得到了突飞猛进的发展，无创基因检测普遍应用，我们就来给准爸爸准妈妈做一个简单的介绍吧。最传统的筛查是唐氏筛查，包括早孕期唐筛、中孕期唐筛，它的优点是经济安全，但是它的缺点是准确性不高，存在假阴性和假阳性，也就是说筛查低风险仍然可能出生后发现是唐氏综合征患儿，而筛查高风险绝大多数胎儿染色体是正常的;目前最新的筛查方法就是无创基因检测，也叫胎儿染色体非整倍体检测，它最大的优点就是准确性很高，出现假阴性及假阳性的概率都非常低，并且安全，只需要抽一管孕妈妈的血就可以了。但是它也不是"万能"的，它只能筛查常见的胎儿染色体异常。

谁需要进行遗传咨询

唐氏筛查高风险或临界风险者；

无创基因检测高风险或补充报告异常者；

超声筛查发现异常者；

孕妇本身有特殊遗传疾病或家族中有特殊遗传病史者；

孕妇早期可疑感染病毒者或TORCH检测提示异常者；

怀孕期间暴露在可能发生胎儿畸形的环境，如：孕妇感染梅毒，服用特殊药物等；

到预产期时已年满35岁的高龄孕妇；

曾生育唐氏综合征或是其他染色体异常及有先天缺陷的婴儿；

孕妇或配偶有先天性缺陷；

孕妇与配偶有近亲关系；

三次以上自然流产者；

其他医师认定需接受遗传咨询者。

如果孕妇有下列情形的，建议进行产前诊断：①羊水过多或者过少的；②胎儿发育异常或者胎儿有可疑畸形的；③孕早期时接触过可能导致胎儿先天性缺陷的物质的；④有遗传病家族史或者曾经分娩过先天性严重缺陷婴儿的；⑤到预产期年龄超过35周岁的；⑥唐氏综合征筛查高风险或无创基因检测异常者；⑦超声筛查异常者。

产前诊断常见的方法

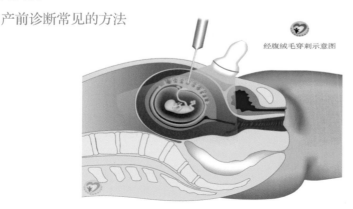

经腹绒毛穿刺示意图

绒毛取样术：

在怀孕11~14周时，以超声定位，用细针穿入胎盘组织采取少量绒毛，再进行基因或染色体的分析。

羊膜腔穿刺：

在怀孕18~24周时，以超声定位，用细针抽出20~30ml的羊水进行染色体或基因的分析。

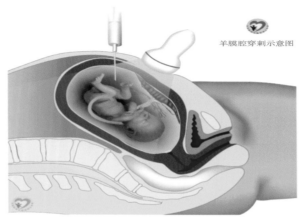

羊膜腔穿刺示意图

脐带血穿刺：

怀孕26周后，以超声定位，从胎儿脐带中抽取胎儿的血液做染色体或基因的检测。

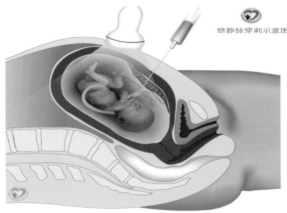

脐静脉穿刺示意图

影像学产前诊断：包括产前诊断超声检查、胎儿心脏超声检查及MRI等。

所有的介入性产前诊断包括绒毛穿刺、羊膜腔穿刺及脐带血穿刺都是一种小的手术，所以需要完善术前的一些检查，而且可能存在一定的风险，主要是可能引起流产、早产或胎儿宫内缺氧甚至死亡，不同的穿刺方式发生的概率不同：脐血穿刺1%~3%，绒毛穿刺0.5%~1%，羊膜腔穿刺大约0.5%，所以目前大多数采用风险性最小的羊膜腔穿刺术。

第五章
孕期变化

　　孕妈妈在怀孕的这漫长的10个月里悄悄地发生着变化、孕育着生命，宝宝也在这期间从一个细胞开始慢慢地萌芽生长成一个可爱的小天使。

第一节　准妈妈及胎儿10个月的变化

怀孕第一个月准妈妈及胎儿的变化

准妈妈的生理变化：月经停止，子宫开始从一个拳头大小渐渐增大并变软，子宫颈充血，阴道分泌物增多呈现无色透明状；体型及外表还没有明显的改变，乳房稍有肿胀感。

胎儿的成长：精子与卵子结合形成受精卵，并慢慢顺着输卵管游走到子宫并找个地方住下来形成胚胎。

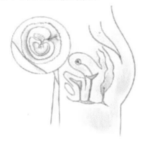 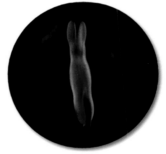

怀孕第二个月准妈妈及胎儿的变化

准妈妈的生理变化：出现呕吐、头晕、嗜睡等早孕反应，阴道分泌物增多，皮肤因内分泌变化出现色素加深；乳房肿胀且乳晕颜色深，乳头也会变得较为敏感；牙龈红肿，刷牙时容易出血。

胎儿的成长：胎儿的小心脏开始跳动；怀孕8周内脏、四肢等雏形已成形；身上已形成2层皮肤，薄而透明，能清晰地看到血管。

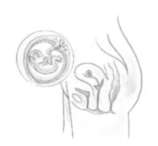 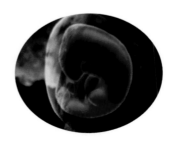

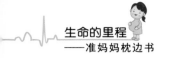

怀孕第三个月准妈妈及胎儿的变化

准妈妈的生理变化：早孕反应严重程度达到高峰；子宫压迫膀胱与直肠，造成尿频、便秘、腰酸等现象；阴道、外阴部易受细菌感染出现瘙痒等阴道炎。

胎儿的成长：胎儿头部占全身长度的一半，额头向前突出，颈部变长，并已形成下颚；手脚发育成形，可看出大概结构，眼、耳、鼻、口等脸部器官已发育成形；泌尿、生殖系统已开始发育。

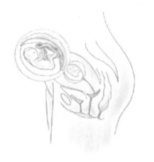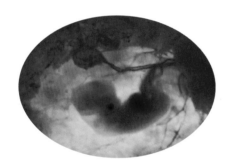

怀孕第四个月准妈妈及胎儿的变化

准妈妈的生理变化：早孕反应逐渐消失，胃口变好，体重明显上升；乳房胀大；下腹略微突出；容易产生便秘情形；皮肤变得较容易出油。

胎儿的成长：手脚开始明显运动，嘴巴具备了吸吮的反射能力，会吸吮自己的手指；脸部逐渐长出少许胎毛，头部大约乒乓球大小，大脑对外来的刺激已有所反应；胎儿已完全形成，胎儿身长10~15cm，体重100~320g，可区分出性别。

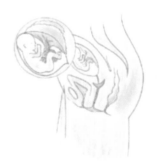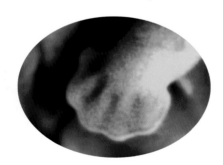

怀孕第五个月准妈妈及胎儿的变化

准妈妈的生理变化：乳腺发育，乳房明显胀大；下腹部已明显隆起；约20周可感觉到初次的胎动；大量雌激素会造成皮肤出现黄褐斑等；出现腰酸背痛、尿频、分泌物增多等状况。

胎儿的成长：视觉、听觉、味觉、嗅觉等感官的神经细胞已发育良好；活动明显，妈妈会越来越明显感觉胎动；身上开始产生脂肪，皮肤表面分泌出白色胎脂；头部占总身长的1/3，骨骼迅速发育中，身长25~27cm，体重300~580g。

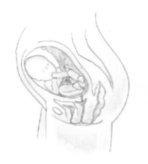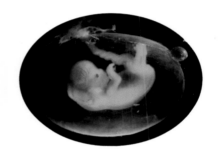

怀孕第六月妈妈及胎儿变化

妈妈的生理变化：可能有少量的乳汁分泌；胸部与臀部开始堆积脂肪，外形明显像孕妇；可能有消化不良、胃灼热感等情况；胎动频繁且明显。

胎儿的成长：胎儿会摸自己的脸、低头、打哈欠，能在羊水中自由地活动；皮肤很薄，胎儿呈现粉红色；骨骼完全形成，消化器官开始发育，身长30~32cm，体重600~880g。

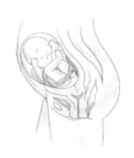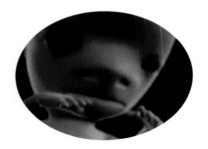

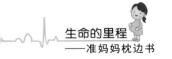
怀孕第七月妈妈及胎儿变化

妈妈的生理变化：子宫持续变大，腰部负担增加，容易出现腰酸等状况，甚至可能会有呼吸急促的现象；有些妈妈在腹部、乳房、大腿内外侧等部位出现妊娠纹。

胎儿的成长：胎儿能依自己的意志改变身体姿势，会有伸展、收缩身体与抓握手脚等细微动作产生；胎儿的思考、记忆及各种情感发展也开始萌芽；味觉发展逐渐成熟，能感觉到甜味、苦味；胎儿的皮肤厚度增加，开始变得红润；对外界声音有反应，对于妈妈透过对肚皮的抚摸，也能得到触觉刺激。身长33~38cm，体重1 000~1 300g。

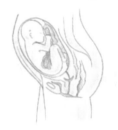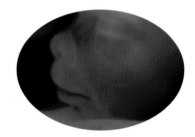

怀孕第八月妈妈及胎儿变化

妈妈的生理变化：胃部会受到子宫的压迫而产生恶心、腹胀现象；傍晚较易出现下肢水肿的情形；劳累时可能会出现轻微子宫收缩的现象。

胎儿的成长：胎儿已经会眨眼，也能感受到妈妈的情绪变化；大脑和神经系统已连接，开始有基本的运作；已长出指甲，头发也增多；宝宝活动力更强；男宝宝位于肾脏附近的睾丸会移到阴囊内；身长40~42cm，体重1 500~2 000g。

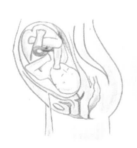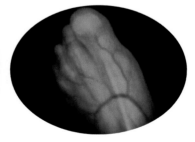

怀孕第九月妈妈及胎儿变化

妈妈的生理变化：开始出现较明显的子宫收缩，手脚较为肿胀，乳房增大，会分泌少许乳汁；尿频、便秘、腰酸背痛的情形加剧。

胎儿的成长：因胎儿逐渐长大，子宫空间变得拥挤，羊水量会慢慢减少；皮下脂肪持续增多明显变胖，头、身体及四肢的比例越接近新生儿；循环、呼吸、消化等器官已发育成熟；多数胎位已正，维持头下脚上的姿势，身长43~48cm，体重2 200~2 700g。

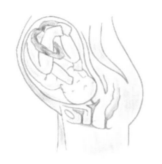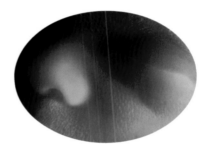

怀孕第十月妈妈及胎儿变化

妈妈的生理变化：容易尿频，子宫下降减少对胃部的压迫，呼吸也变得轻松；38~41周随时都可能发生产兆；有乳汁会从乳头流出。

胎儿的成长：因为子宫相对空间较小，所以胎儿动作会减少，更要注意胎动情况；各个器官都已发育完成，出生后能适应外界环境，胎儿已做好出生的准备，身长约50cm，体重2 700~3 500g。

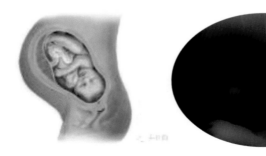

第二节　胎动计数

30周以后每个宝宝都有他自己的胎动规律，这个时候也开始要求孕妈妈开始数胎动了，因为胎动是一个提示宝宝是否存在缺氧的重要指标。

宝宝胎动示意图

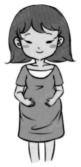

打嗝似的规律的胎动

吓了一跳似的动

身体背伸

爬行

来回翻滚

双脚乱踢

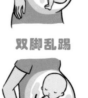

跳跃

手舞足蹈

呼吸似的胎动

身体缩成一团

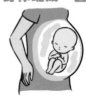

怎样计数胎动

最好的时间规划是：

每天上午8~9点，下午1~2点，晚上8~9点，各计数胎动1次，每次数1个小时，3次计数相加乘以4，就是12小时的胎动数。

每天的检查时间应该是固定的。然后将每天的数字记录下来，这样便于观测胎动的变化情况，及时了解胎儿的安危情况。计数胎动时，孕妈妈宜取左侧卧位，环境要安静，思想要集中，心情要平静，以确保数据准确。

怎样算一次胎动

在一段时间内连续的一串动作只算一次，如果只动一下，没有连续再动，也算一次。

胎动次数多少属于正常

12小时胎动达到30次以上，反映胎儿情况良好，少于20次，说明胎动异常，如果胎动少于10次，提示胎儿宫内缺氧。

表3 胎动计数表

孕周	30 周							31 周							32 周							33 周						
天数	1	2	3	4	5	6	7	1	2	3	4	5	6	7	1	2	3	4	5	6	7	1	2	3	4	5	6	7
早																												
中																												
晚																												

续表

孕周	34 周							35 周							36 周							37 周						
天数	1	2	3	4	5	6	7	1	2	3	4	5	6	7	1	2	3	4	5	6	7	1	2	3	4	5	6	7
早																												
中																												
晚																												

孕周	38 周							39 周							40 周							41 周						
天数	1	2	3	4	5	6	7	1	2	3	4	5	6	7	1	2	3	4	5	6	7	1	2	3	4	5	6	7
早																												
中																												
晚																												

　　胎动频繁或减少原因：脐带绕颈较紧，胎盘功能障碍等导致的胎儿缺氧，孕妇发烧，胎盘及子宫的血流量减少等情况都可能引起胎动异常。一般胎儿缺氧的初期因为胎儿烦躁不安会胎动频繁。之后会变少，这样就会有危险。若是妈妈发现宝宝胎动异常，一定要及时去医院就诊。

第三节　流产与早产

> 怀孕初期准妈妈要注意流产的问题，到了怀孕后期则要注意提防早产的发生，这样才能安全生下可爱的宝宝。

流产篇

流产是指怀孕不足28周，胎儿体重不足1 000g而终止怀孕。

流产的预兆：

1. 怀孕以后阴道有少量出血，根据流血量和积聚在阴道内的时间的不同，颜色可以是鲜红色、粉红色或深褐色。

2. 轻微下腹痛，胎动有下坠感，轻度腰酸腹胀。

原因：

1. 胎儿染色体及基因异常，会出现很早期自发性流产，这是一个优胜劣汰自然选择的过程。

2. 环境因素：过多接触某些有害的化学物质（如砷、铅、苯、甲醛等）和物理因素（如放射线、噪音及高温等），均可能引起流产。不良习惯如吸烟、酗酒、过量饮用咖啡或毒品等。

3. 母体因素：细菌毒素或病毒感染、内分泌失调甲状腺功能减退症、严重糖尿病未能控制、黄体功能不足等使胎儿死亡而发生流产。孕妇患严重贫血、心力衰竭、高血压、慢性肾炎及严重营养不良等。生殖器官疾病比如子宫畸形，盆腔肿瘤（如子宫肌瘤等），均可能影响胎儿的生长发育而导致流产。宫颈内口松弛或宫颈重度裂伤，也容易引起反复流产。

4. 创伤：妊娠期特别是妊娠早期行腹部手术或妊娠期严重外伤，导致子宫收缩而引起流产。

5. 精神因素如过度恐惧、忧伤、愤怒等。

流产预防及处理：

1. 一般处理：放松心情，卧床休息，足够营养，避免引起子宫收缩的刺激因素如同房、便秘、腹泻等。

2. 孕妇发现有流产的迹象应该尽快到医院检查，而不要自己随意选择保胎药。因为导致流产的原因有很多，治疗方法也因人而异。

3. 药物治疗：作为孕激素的黄体酮不仅在怀孕早期通过黄体支持起到保胎作用，还可以在怀孕中晚期通过竞争激素受体起到保胎使用。怀孕中期最常用的保胎药——硫酸镁是通过抑制宫缩起作用，但是需要在医院严密监护下使用。还有很多其他的一些药物，有它们各自的使用时机和要求。

4. 有些孕妇在发现先兆流产后，由于担心药物影响胎儿发育而放弃保胎，这是不科学的，因为绝大部分保胎药都是安全可靠的。

5. 若阴道流血停止，腹痛消失，B超证实胚胎存活，可继续妊娠。若临床症状加重，B超发现胚胎发育不良，血 HCG 持续不升或下降，表明流产不可避免，应该及时终止妊娠。

6. 发生流产后应避孕4~6个月，这样子宫内膜能充分修复从而减少流产、胎盘粘连甚至植入的发生。

早产篇

早产是指怀孕满28周不满37周分娩胎儿。

原因：

1. 孕妇的年龄小于16岁或大于40岁。

2. 孕妇压力过大或太过劳累，引起子宫收缩造成早产。

3. 孕妇有抽烟、喝酒、药物滥用等不良嗜好。

4. 曾经有早产或流产病史者。

5. 子宫发育异常者，例如双角子宫、纵隔子宫等。

6. 发生妊娠高血压疾病等孕期疾病。

7. 双胞胎或多胞胎。

8. 子宫颈机能不全。

9. 发生前置胎盘或胎盘早期剥离。

10. 发生胎儿宫内缺氧等情况。

早产的警示讯号

1. 出现规律性、持续性的早期阵痛，每十几分钟就有一次子宫发紧发硬或阵痛。

2. 出现阴道出血或羊水流出。

3. 持续性的腰背痛或腰部酸胀感。

4. 腹部有下坠感或阴道有压迫感。

5. 经医生检查或B超检查发现子宫颈有缩短扩张的情形。

出现早产征兆如何处理?

　　如果经医生检查，没有出现子宫内感染或胎儿宫内窘迫现象，通常会建议保胎，口服或静脉注射给予保胎药物，急性期是必须绝对卧床保胎，必要时会要求妈妈住院治疗，如果是宫颈机能不全就需要住院做宫颈环扎手术，等待分娩发作时再将宫颈打开。尽量延长孕周让宝宝在妈妈肚子里待到足月了才出来，尽量避免早产儿的出生，因为早产儿有很多器官都未发育成熟，将面对各种难题例如：呼吸窘迫、无法维护体温、容易受感染、胃肠功能不佳、视网膜病变等，虽然目前医学很进步，极大地提高了早产儿的存活率，但是还是希望每位宝宝都能到预产期才降临。

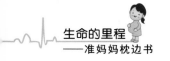

第四节　孕期的问与答

孕妇可以开车或乘坐飞机吗？

开车的时间不宜过长，尽量不要维持同一坐姿太久，到了怀孕后期，建议可以改乘大众交通工具或请家人接送比较安全。如果没有早产迹象，妊娠高血压等特殊问题者，怀孕34周前都可以乘坐飞机。

孕妇可以泡温泉吗？

泡温泉要引起血管扩张，必须留意个人的身体状况，此外，超过15分钟泡在高温的水中，会使腹中胎儿的温度提高，可能会让宝宝不舒服，所以，孕妇如果要想泡温泉，建议水温不要超过40℃，时间尽量短一点会比较适宜，通常建议只泡足部就好。

孕妇可以化妆吗？

因为有些化妆品例如染发剂、口红和指甲油等，可能会含有铅及其他有害物质，所以，孕期建议还是少接触比较好，如果需要使用者，要尽量选择品质安全的产品。

孕妇不宜喝浓茶、咖啡、可乐等刺激性饮料？

过量的咖啡因可能会增加胎儿畸形，流产以及低体重儿等现象；另外，咖啡因可能造成孕妇心悸、尿频的问题。如果要喝建议不要过量，例如，一周只喝1~2杯，但最好还是以开水、牛奶、果汁等取代咖啡和浓茶。

孕妇可不可以吃太油、太冰、太辣？

怀孕后准妈妈的口味多少都会改变，要避免吃太油腻，刺激性的食物，因为油腻食物不容易消化，而太过刺激的食物，容易刺激胃黏膜，会加重孕妇胃部不适的症状。

孕妇便秘严重怎么办?

如果孕妇有严重便秘,通常医生会给予孕妇可以安全使用的药物,不过还是会建议孕妇多吃蔬菜、水果来改善便秘问题。

怀孕水肿怎么办?

水肿是因为肚子增大,使身体循环受阻,所以通常要到怀孕中后期,妈妈才会有水肿的困扰,而且一般抬高下肢休息后都会缓解,如果很严重的水肿或是怀孕初期就有水肿发生,要提防有心脏或肾脏方面的疾病,需要请医生做进一步检查。

在乳房保养方面,孕妈妈要注意什么?

孕妈妈在选购文胸时要牢牢把握"宁大勿小,宁松勿紧"的原则。尽量减少每天穿戴文胸的时间,戴文胸时间每天不要超过12小时。尽量少穿没有肩带或有铜丝的文胸,每次摘掉文胸后记得按摩一下乳房,以便该部位的淋巴系统恢复正常。

孕期老是觉得肚子往下坠很累,怎么办?

有的孕妈妈腹部皮肤及组织弹性比较差就可能出现这种情况,这时候可以使用托腹带;为了不影响胎儿发育,托腹带不可包得过紧,晚上睡觉时应解开。应选用可随腹部的增大而调整、方便拆下及穿戴、透气性强不会闷热的托腹带。

妊娠纹何时开始出现?

大多数孕妈妈在怀孕5~6个月的时候,大腿上部、腹部及乳房等处皮肤出现许多淡红色或紫色条纹,这便是妊娠纹。用润滑油等适宜的产品进行腹壁按摩,但动作要轻柔。另外,一定要注意孕期营养,科学控制体重增长,胎儿也不宜过大。

孕期容易出现牙龈出血或发炎怎么办?

为了减少在孕期中对牙龈的刺激,孕妈妈最好选择柔软型刷毛的牙刷,或者使用专门为孕妈妈设计的孕期牙刷,除此之外,孕妈妈要时刻注意自己的口腔卫生,让它保持清爽,每次进食后最好用温开水漱漱口,在日常的饮食中,多吃一

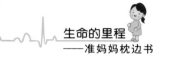

些富含粗纤维的蔬菜，也会助于牙齿的清洁。

孕妇可以运动吗？

孕妇孕期是建议适量运动的，可以选择散步、孕妇操，如果平时坚持体育锻炼的孕妇孕期也可以适当做一些非剧烈的体育运动比如游泳等；一定要根据个人的情况选择并且动作尽量轻柔。

怀孕了，但却流产了，该如何面对怀孕失败？

现代夫妻工作压力大，生育年龄较高，怀孕前生理状态或许不是很理想，加上怀孕有一定的自然淘汰率，所以有些人会面临虽然怀孕但没有多久却流产的情况。只要身体健康，就不需要做特殊的检查；待3~6个月身体恢复后再次怀孕。但是如果发生了两次及两次以上的流产就要及时到遗传咨询门诊就诊查找一下反复流产的原因。

没有避孕已经超过半年，可是一直都还没有怀孕的迹象，这样算不孕吗？

医学上认为没有避孕正常性生活一年未怀孕者才认为是不孕，有时候精神太紧张了也会影响怀孕，放松心情，绝大多数健康女性都能正常怀孕。

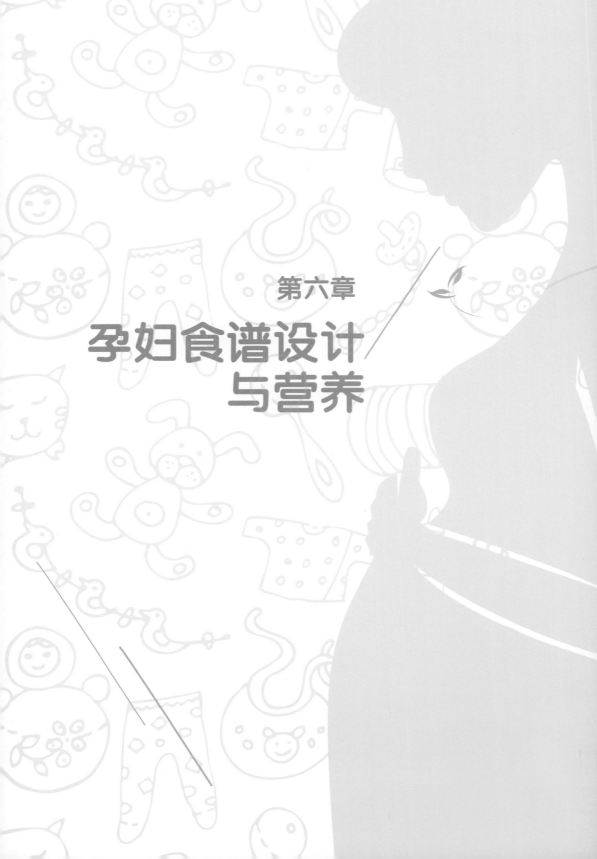

第六章

孕妇食谱设计与营养

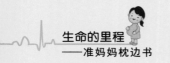
　　孕妇是指处于妊娠特定生理状态下的人群，孕期妇女通过胎盘转运供给胎儿生长发育所需营养，保证孕妇孕期营养状况维持正常。孕期营养状况对妊娠结局即胎儿生长发育及其成年后健康的影响，一直是人们关注的热点。据调查，在我国低体重儿发生率为5.87%，巨大儿占出生儿总数的5.62%~6.49%，巨大儿发生率也在逐年上升，产生此类问题的重要影响因素之一就是孕期营养摄取。

　　因而，针对孕妇生理特点及营养现状调查，从膳食营养的角度为孕妇进行个性化的食谱设计尤为重要；并针对设计的食谱进行系统的营养分析，从而减少因营养不良或者营养过剩导致早产儿、低体重儿及巨大儿的发生。

　　孕妇的生理特点及营养需求俗话说："十月怀胎，一朝分娩"，亦即胎儿在母体内的发育时间为280天左右，一般为孕早期、孕中期和孕晚期三个阶段。不同阶段的营养素需要量不同，各个时期的膳食也应有所不同。

孕早期

妊娠早期（孕早期）指怀孕1~3个月，此期间胎儿生长发育缓慢，孕妇膳食中热量及各种营养素的需要量与孕前基本相同。早期会有恶心、呕吐等妊娠反应，孕妇饮食以清淡易消化为宜，营养成分应全面。

孕中期

妊娠中期（孕中期）指怀孕4~6个月，此期间胎儿生长发育增快，对热能及各种营养素需要明显增加，孕妇摄取食物的品种和数量也应有所增加。在主食方面不要单调，应以米面和杂粮搭配食用；副食做到全面多样、荤素搭配，多吃富含多种营养素的食物，如猪肝、瘦肉、蛋类、虾皮等，以保证胎儿正常生长发育。妊娠中期还应控制体重，防止营养过剩产生巨大儿。

孕晚期

妊娠晚期（孕晚期）指怀孕7~9个月，胎儿的生长发育更加迅速，孕妇易缺乏营养素，尤其是钙和铁。孕晚期膳食要增加优质蛋白、钙、铁的摄入量以备分娩和泌乳期的需要，每日膳食粮谷类400~500 g，肉、禽、蛋、鱼增至150~200 g，牛乳增至500 mL，其他与孕中期相同。此外，孕晚期孕妇易出现水肿，必须控制食盐摄入。

孕妇营养食谱的设计

以一位年龄为27岁，身高155 cm，体重49 kg（怀孕前）的健康孕妇为例，对其孕早期进行食谱设计并以同样方法得出孕中期、孕晚期一日食谱。

判断体型并确定全日能量供给量

通过计算此孕妇BMI为20.4，体型属于正常。

根据中国居民膳食营养素参考摄入量表得出全日能量供给量为2 100 kcal★，而计算全日能量供给量为1 750 kcal，综合确定此孕妇孕早期全日能量供给量为2 000 kcal。

★ 1 kcal=4.18kJ

确定三大宏量营养素需要量

设定此孕妇蛋白质的供能比为15%，脂肪为25%，碳水化合物为60%，则：

一日膳食中蛋白质需要量（g）

= 全日能量供给量×15%÷4 = 2 000×15%÷4 = 75 g；

一日膳食中脂肪需要量（g）

= 全日能量供给量×25%÷9 = 2 000×25%÷9 = 55.6 g；

一日膳食中碳水化合物需要量（g）

= 全日能量供给量×60%÷4 = 2 000×60%÷4 = 300 g；

确定主食品种及数量

怀孕初期孕妇会有妊娠反应，食物应以清淡、品种丰富为主，故确定主食为玉米面、大米、小麦粉。由于粮谷类是糖类的主要来源，因此主食的数量主要根据各类主食原料中糖类的含量确定。设定在一日食谱中玉米面25%，大米35%，小麦粉40%，则主食供给量分别为：

玉米面供给量= 玉米面供给糖类含量÷玉米面中糖含量= 300×25%÷69.6% = 108 g

大米供给量= 大米供给糖类含量÷大米中糖含量

= 300×35%÷77.2% = 136 g

小麦粉供给量= 小麦粉供给糖类含量÷小麦粉中糖含量

= 300×40%÷74.6% = 161 g

确定副食品种及质量

副食品种和质量的确定应在已确定主食用量的基础上，依据副食应提供的蛋白质质量确定。

① 计算主食中提供的蛋白质质量

= 108×8.1%+136×7.4%+161×11.2 = 37g；

② 蛋白质摄入目标量减去主食中蛋白质质量，即为副食应提供的蛋白质质量。

副食应提供蛋白质量＝摄入目标量－主食提供量＝75－37＝38 g；

③设定副食中蛋白质的2/3由动物性食物供给，1/3由豆制品供给，据此可求出各自蛋白质供应量的食物；

④根据食物成分表并计算各类动物性食物及豆制品的质量。设定提供蛋白质的副食有牛奶、牛肉、鸡蛋、豆腐和鲫鱼，各自所占比例分别为20%，28%，17%，25%，10%，则副食供给量分别为：

牛奶的供给量＝牛奶提供的蛋白质量÷牛奶中蛋白质含量

＝38×20%÷3%＝250 mL

牛肉的供给量＝牛肉提供的蛋白质量÷牛肉中蛋白质含量

＝38×28%÷18.1%＝60 g

鸡蛋的供给量＝鸡蛋提供的蛋白质量÷鸡蛋中蛋白质含量

＝38×17%÷12.8%＝50 g

豆腐的供给量＝豆腐提供的蛋白质量÷豆腐中蛋白质含量

＝38×25%÷17.1%＝55 g

鲫鱼的供给量＝鲫鱼提供的蛋白质量÷鲫鱼中蛋白质含量

＝38×10%÷8.1%＝50 g

果蔬配备

根据科学搭配食谱，蔬菜的品种和质量可根据不同季节市场的蔬菜供应情况，并考虑与动物性食物和豆制品配菜的需要来确定。根据中国平衡膳食宝塔要求孕早期每天应摄入400~500 g蔬菜，其中绿叶类应占1/2以上，还应摄入200 g左右水果，所以配备的蔬菜有西红柿、白菜、韭菜、油麦菜、胡萝卜等，主要是为增加维生素和矿物质。

食用油和食盐

根据中国居民膳食宝塔要求，孕妇孕早期每日植物油摄入量为25~30 g，食盐食用量不应超过6 g。

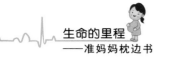

食谱编制

根据计算的每日每餐饭菜用量，早餐、午餐、晚餐的能量分配在30%，40%，30%，编制孕早期一日食谱，并用相同方法编制孕中期和孕晚期一日食谱。孕妇孕早期一日食谱见表4，孕妇孕中期一日食谱见表5，孕妇孕晚期一日食谱见表6。

表4 孕妇孕早期一日食谱

餐次	食物名称	可食部用量
早餐	牛奶 馒头 香蕉	牛奶250mL 小麦粉（标准粉）100g 香蕉50g
午餐	米饭 牛肉炖蘑菇 西红柿炒鸡蛋 炒油麦菜 红烧豆腐	大米130g 牛肉60g，香菇50g，菜籽油2mL 西红柿100g，鸡蛋50g，菜籽油3mL 油麦菜100g，菜籽油3mL 豆腐50g，菜籽油2mL
晚餐	玉米面蒸饺 醋熘白菜 鲫鱼汤 苹果	玉米面100g，胡萝卜50g，韭菜50g，虾皮10g 白菜100g，菜籽油5mL 鲫鱼55g，菜籽油5mL 苹果100g

表5 孕妇孕中期一日食谱

餐次	食物名称	可食部用量
早餐	红枣粳米粥 煮鸡蛋 花卷	红枣50g，大米80g 鸡蛋30g 小麦粉（标准粉）50g
午餐	肉丁豌豆米饭 红烧兔肉 排骨玉米汤 凉拌芹菜	猪肉（瘦）10g，豌豆15g，大米100g 兔肉25g，芹菜20g，菜籽油5g 猪小排12g，鲜玉米170g，菜籽油5g 芹菜80g，菜籽油2g
午点	苹果	苹果100g
晚餐	鲜奶炖鸡 凉拌海带丝 面条	牛奶250mL，鸡肉30g，菜籽油5g 海带50g，菜籽油3g 小麦粉（标准粉）100g
晚点	绿豆糕 热牛奶	绿豆面60g 牛奶250mL

表6 孕妇孕晚期一日食谱

餐次	食物名称	可食部用量
早餐	皮蛋瘦肉粥 凉拌海带丝 香蕉	鸡蛋20g，猪肉（肥，瘦）10g，小米90g 海带50g，菜籽油3g 香蕉50g
午餐	米饭 凉拌洋葱 西红柿炒鸡蛋 陈皮兔肉汤	大米150g 青椒50g，洋葱50g，菜籽油2g 西红柿50g，鸡蛋50g，菜籽油5g 兔肉22g，菜籽油5g
午点	豆腐脑	黄豆40g
晚餐	玉米面蒸饺 拌柠檬藕 金针猪血汤	玉米面150g，白菜50g，猪肉（肥，瘦）12g 柠檬100g，藕50g 金针菇50g，猪血25g，菜籽油5g
晚点	牛奶燕麦片	牛奶300mL,燕麦片55g

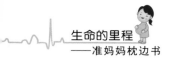

孕妇食谱营养分析以孕早期食谱为例进行食物原料营养成分分析，并且从全日供能量、蛋白质来源、脂类来源、三大产热营养素产热比及三餐供能比五个方面评价食谱。孕早期食谱营养成分分析见表7。

表7　孕早期食谱营养成分分析

名称	可食部用量(mL/g)	能量(kcal)	蛋白质(g)	脂肪(g)	糖类/g	视黄醇当量(μg)	钙(mg)	铁(mg)
玉米面（黄）	100	340.0	8.10	3.30	69.60	7.00	22.00	3.20
大米	130	449.8	9.60	1.00	100.40	0	16.90	3.00
面粉	100	344.0	11.20	1.50	71.50	0	31.00	3.50
苹果	100	52.0	0.20	0.20	12.30	3.00	4.00	0.60
香蕉	50	45.5	0.70	0.10	10.40	5.00	3.50	0.20
牛奶	250	135.0	7.50	8.00	8.50	60.00	260.00	0.75
豆腐	50	40.5	4.05	1.85	1.90	0	82.00	0.95
西红柿	100	19.0	0.90	0.20	3.50	92.00	10.00	0.40
胡萝卜	50	18.5	0.50	0.10	3.85	344.00	16.00	0.50
白菜	100	21.0	1.70	0.20	3.10	42.00	69.00	0.50
鲫鱼	55	59.4	9.40	1.49	2.09	9.35	43.45	0.72
韭菜	50	13.0	1.20	0.20	1.60	117.50	21.00	0.80
虾皮	10	15.3	3.07	0.22	0.25	1.90	99.10	0.67
油麦菜	100	15.0	1.40	0.40	1.50	60.00	70.00	1.20
鸡蛋	50	78.0	6.40	5.55	0.65	97.00	22.00	1.15
牛肉	60	114.0	10.86	8.04	0	5.40	4.80	1.92
蘑菇	50	10.0	1.35	0.05	1	1.00	3.00	0.60
菜籽油	20	179.8	0	19.98	0	0	1.80	0.74
摄入量		1949.8	78.13	52.38	292.14	845.15	779.55	21.40
参考摄入量		2000.0	75.00	55.60	300.00	800.00	800.00	15.00

全日供能量分析

孕早期孕妇所需能量与正常成年女性基本相同，在该食谱中一日实际能量为1 949.8 kcal，占推荐摄入量的97.5%，符合孕妇孕早期能量需求。

蛋白质来源分析

该食谱中蛋白质的实际摄入量为78.13 g，占推荐摄入量（中国居民膳食营养素参考摄入量表中查询，孕早期蛋白质推荐摄入量为75 g）的104.2%，符合孕早期蛋白质需求。该食谱中优质蛋白占52.8%，符合孕妇优质蛋白质占总蛋白质1/3以上的要求。

脂类来源分析

适合该孕妇的脂肪推荐摄入量为55.6 g，该食谱中脂肪的实际摄入量为52.38 g，占推荐摄入量的94.2%，符合要求。动物性油脂和植物性油脂各占1/2，脂肪的摄入量占总能量的24.2%，基本符合25%~30%的要求。

三大产热营养素产热比分析　一日三大产热营养素产热比例见表8。

表8　一日三餐能力分配比

餐次	能量(kcal)	总能量的比例(%)
早餐	524.50	26.9
中餐	861.15	44.2
晚餐	564.15	28.9
合计	1 949.80	100.0

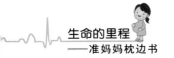

　　根据孕妇不同时期生理特点和营养需要以及食物中各种营养成分的含量，结合孕妇饮食特点和营养现状，应用平衡膳食的理论及营养配餐的程序，合理选择、搭配各食物原料，采用营养成分计算法配制出怀孕不同阶段的一日食谱。计算食谱中的全日供能量、蛋白质来源、脂类来源、三大产热营养素产热比及三餐供能比是否符合要求，再经过修改调整，使孕妇摄入的各种营养素数量充足、比例合理，满足其营养需要，减少因营养不良或营养过剩所导致早产儿、畸形儿及巨大儿的发生。

第七章

胎教与新生儿

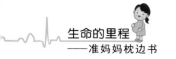

 第一节　胎儿的奇妙能力

胎儿聆听世界

6个月后开始凝神倾听。习惯母亲体内心脏、子宫血管的搏动，蠕动胃、肠的咕噜咕噜声，嘈杂、喇叭、猛的关门声引起频繁胎动。

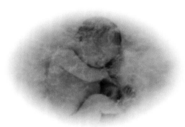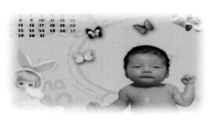

胎儿的记忆能力

德国催眠大师治疗一名男性患者：每当他剧烈不安时就会全身出现暂时性发热感觉。追踪至胎儿7个月后，突然嘴角僵硬、浑身颤抖、身体发高烧，露出惊恐的神色。拜访其母亲：原来她在7个月前后洗过热水澡，企图堕胎。

胎儿的学习能力

学习吞咽、吸吮、运动、呼吸，探索是一个小"心理学家"揣摩母亲的心绪，学习心理感应（不明原因的流产都是母亲极具恐惧、不安引起）胎儿在6月后，开始具有明确的自我，并能把感觉转换为情绪。

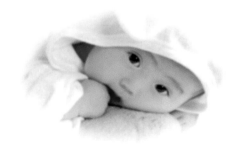

第二节　胎教

胎教——要求准妈妈从怀孕到分娩这段时间保持良好的精神状态，给胎儿一个内外安谧的环境，并给胎儿精神上和心理上的熏陶。

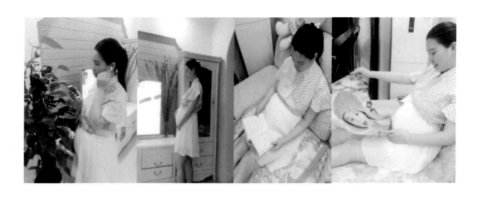

胎教的发展

胎教说的提出，主要是建立在"形象始化，未有定义，因感而变,外象而内感"的基础上。指掌图日"然儿在腹中，必借母气血所养故母热子热,母寒子寒,母惊子惊,母弱子弱,所以有胎热胎寒胎惊胎弱之证。"即妇女怀胎，胎儿与母亲共为一体，母体的一切变化均可直接影响胎儿。广义胎教即在精神、饮食、寒温、劳倦等诸方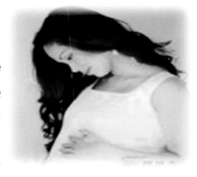
面，对母亲和胎儿实行的保健措施，以促进胎儿智力和体格的发育。狭义地说，胎教的范围主要是使孕妇加强精神品德的修养和教育，保持良好的精神状态，促进胎儿的智力发育。古代的胎教学说更注重狭义胎教的内容，也许是与"重德"的整个中华文化有关。

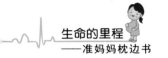
在我国传统文献中，胎教之说为"养胎""养孕""胎养""护胎"等，已经有数千年的发展历程。很多人在解释中医胎教的时候都指出，胎教即是对"胎儿在子宫内的早期教养"，这是片面的。中医胎教从一开始就在《周易》思想的指导下，提出了"慎始""正本"等观点，因此，中医胎教包括了孕前优生受胎和孕期综合养胎，以此避免不良因素对胎儿生长发育的影响，达到优生的目的。

胎教的涵义

狭义的胎教：主要是指直接对胎儿所施行的各种教育（刺激）。即从胎龄5个月（胎儿有了听力）开始，对胎儿实施定期、定时的声音和触摸刺激（包括给胎儿播放胎教音乐磁带，父母给胎儿讲话、唱歌、讲故事、朗诵诗词及父母的抚摸和拍打刺激），以促进胎儿正常、健康地发育，为出生后大脑和智力开发奠定良好的基础。

广义的胎教：除了上面所述的直接对胎儿的教育之外，还包括在怀孕前后，为保证生一个健壮、聪明的孩子所采取的各种措施。例如：选择合适的怀孕时机；加强怀孕后的营养；创造优美的生活环境；保持愉快、轻松的情绪；追求高尚的精神生活等。

胎教案例

相传孟子之母曾说过："吾怀孕是子，席不正不坐，割不正不食，胎教之也。"也《源经训诂》晨有"目不视恶色，耳不听淫声，口不出乱言，不食邪味，常行忠孝友爱、兹良之事，则生子聪明，才智德贤过人也。"传说中的后稷母亲姜源氏怀孕后，十分注重胎教，在整个怀孕期间保持着"性情恬静，为人和善，喜好稼穑，常涉足郊野，观赏植物，细听虫鸣，逖云遐思，背风而倚。"因此出生后的后稷成为我国农业上最有成就的周文王乃因其母之胎教良好而出圣明的记载，被广泛收集于《列女传》《史记》《新书》《颜氏家训》等典籍中。

1973年12月在湖南长沙马王堆3号汉墓出土的帛书《胎产书》假托禹和幼频的相互讨论记载了那个时期有关胎教的论述，《胎产书》是现存医学文献中最早记载关于胎养、胎教的书籍，也是后世逐月养胎方的祖本。张仲景在《金匮要略》无愧被称为"妇科临床之祖"。

贾谊：音乐胎教的创始为"子孙婚妻嫁女，必择孝悌世世有行义者。如是，则子孙慈孝，不敢淫暴，党无不善，三族辅之。"并以"凤凰生而有仁义之意，虎狼生而有贪戾之心"的比喻来说明父母良好的品德修养对胎儿的重要性，常注重礼乐对胎儿成长的影响，提出了音乐教育主张，并在实施教育行为时，寓音乐教育于其中，进而提出"音乐胎教"的概念。贾谊胎教思想的初衷是为了维护封建社会的统治，对孕妇和胎儿的教育内容也具有浓厚的礼教色彩，但其认为品性端庄的婚配对象，良好的孕育环境有利于后代秉性慈孝，具有很强的实践意义。

汉代的"言语胎教"一说，并归纳为以下四点①"居处简净""视听正美"的外环境的营造；②"必慎所感""庶事清静"的内环境创设；③"慎始正本""择优配偶"的优生思想；④"调养得宜""劳逸以节"的科学生活习惯的养成。

胎教的好处

母亲的思维和联想可以产生神经递质，这种神经递质经血液输送到胎盘，再进入胎儿体内，分布到胎儿脑部，给神经细胞发育创造一个与母体相似的递质环境，使胎儿神经向着优化方向发育和发展，胎儿大脑发育优化。

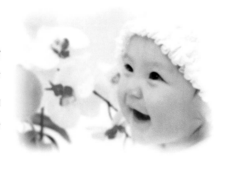

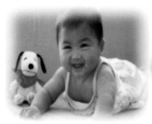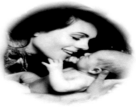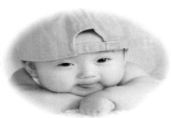

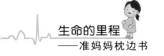

胎教婴儿表现

不爱哭。在饥饿、尿湿和身体不适时也会啼哭，但得到满足之后啼哭便会停止。感音能力较好，每当听到母亲的脚步声、说话声就会停止啼哭。容易养成正常的生活规律。如在睡前播放胎教音乐或母亲哼唱催眠曲婴儿就能很快入睡，满月后就能养成白天醒、晚上睡的习惯。

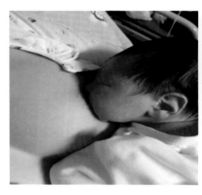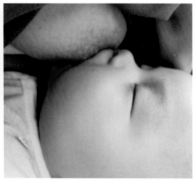

能较早与人交往。婴儿出生2～3天就会用小嘴张合与大人"对话"，20天左右就会逗笑，2个多月就能认识父母，3个多月就能听懂自己的名字。

较早学会发音。2个月时会发几个元音，4个月会发几个辅音，5～6个月发出的声音能表达一定的意思。

较早地理解语言。4个半月时能认出第一件东西，6～7个月时能辨认手、嘴、水果、奶瓶等。这样的婴儿能较早理解"不"的意思，还会较早学会用姿势表示语言，会做"欢迎""再见""谢谢"等动作，也能较早理解别人的表情，所以，显得特别聪明可爱。

较早学会说话。经过胎教和早教的孩子9～10个月时，就会有目的地叫爸爸妈妈，如果出生后不继续给以发音和认物训练，胎教的影响在6～7个月时就会消失。受过胎教和早教的孩子在20个月左右便能背诵整首儿歌，并且也能背数。受过胎教的孩子入学后成绩都比较优秀。

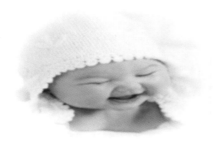 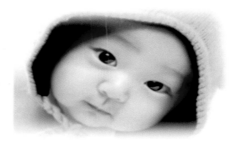

什么时候胎教？怎么做胎教？

不同妊娠阶段胎教主要方法：妊娠早期情绪、营养胎教，妊娠中期语言胎教、音乐胎教（+抚摸胎儿），妊娠晚期语言胎教、音乐胎教（+抚摸胎儿），整个孕期情绪胎教贯穿始终。

营养胎教

受精卵周围是一些草根一样柔软细微的绒毛，这些绒毛可以透入到子宫内膜中，为胚胎汲取必要的营养和氧分，所以这一较为原始的时期被称为"胚芽期"。

孕妇宜多吃卵磷脂含量较高的豆类、大酱汤、鸡蛋黄以及动物肝脏等。

摄取优质蛋白和钙质

孕期的饮食应本着丰富多样、适量的原则，粗细搭配，每日食谱应包含：蛋白质、脂肪、碳水化合物、维生素、矿物质、纤维等。

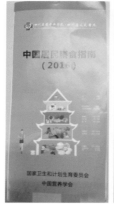 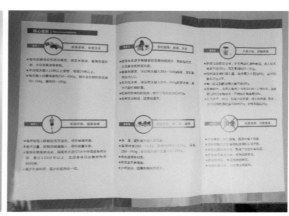

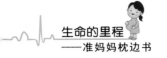
情绪胎教

因为人类脑下垂体的激素可以分为两种。与情绪有关的激素，当情绪不好的时候，人体会分泌一些肾上腺素、压力激素或是紧张激素，这些激素对胎儿及整个子宫环境来说，都会产生比较不好的生理反应。另外一种则是良性激素，也是快乐激素。当准妈妈在听一些悦耳的音乐时，从脑部分泌这种快乐激素之后到达全身，到达子宫的血管，通过脐带送到胎儿身上，由脐带血管的放松过程中，提供给胎儿更多、更好的养分和氧气。

瑞士小儿科医生托马斯在他的研究报告《胎儿在注视》中介绍，在胎儿出生前几个月，母子的生活节奏和反应都是相互吻合的将早睡早起的孕妇和晚睡晚起的孕妇分成两组，观察出生后孩子的睡眠情况，结果发现，早睡早起的母亲生的孩子也同样早睡早起。

准妈妈情绪不佳，长期过度紧张，如发怒、恐惧、痛苦、忧虑，会对胎儿产生不良影响，出生的宝宝好动、情绪不稳定、易哭闹、消化功能紊乱发病率高。

音乐胎教

作用：以音波刺激胎儿听觉器官的神经功能。

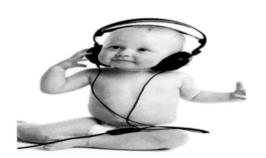

方法：从孕16周起。每日1～2次，每次15～20分钟，选择在胎儿觉醒有胎动时进行。

在晚上临睡前比较合适，可以通过收录机直接播放，收录机应距离孕妇1米左右，音响强度在65～70dB为度。

胎教音乐的节奏宜平缓、流畅，不带歌词，乐曲的情调应温柔、甜美。孕妇应选择自己喜爱的各种乐曲，并随着音乐表现的内容进行情景的联想，力求达到心旷神怡的意境，借以调整心态，增强胎教效果。

《绿野见仙踪》《宝宝生之喜悦》天使般清澈，《顺其自然》宁静和温馨感人，《吉他大提琴合奏曲》宁静、温馨感人，《快乐的农夫》舒曼Schumann，《抒情圣笛五重奏》优美动人，《华尔兹舞曲》柴可夫斯基，《天使爱宝贝》为胎儿量身定做，《神气的小宝贝》充满着活泼与希望美妙的仙境，《乌兰巴托之美》那么静 那么静，《昨日的美好》平缓放松，《静如清澈的流水》缓缓的音乐，《四小天鹅舞曲》刚健活泼，《小小兰花草》温馨动听，《平安降临人间》感动在缓缓中提升，《美人鱼的吟唱》柔美动听，《哎呀呀我的宝贝》让你知道你最美，《空灵之声》纯洁的美，《蓝色的多瑙河》美妙的旋律，《优美的摇篮曲》陪伴宝宝入睡G大调"小夜曲"第一乐章。

抚摩胎教法

作用：胎儿受到母亲双手轻轻地抚摩之后，亦会引起一定的条件反射，从而激发胎儿活动的积极性，形成良好的触觉刺激，通过反射性躯体蠕动，以促进大脑功能的协调发育。

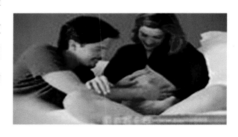

方法：孕妇每晚睡觉前先排空膀胱，平卧床上，放松腹部，用双手由上至下、从右向左轻轻地抚摩胎儿，每次持续5～10分钟。注意手活动轻柔。

当胎儿一会儿动动全身，一会儿像小鸟拍打翅膀一样活动手脚，仿佛用身体动作向你说话时，你一定要对此做出反应。

抚摩胎教可以安排在妊娠20周后，每晚临睡前进行(最好定时)，并注意胎儿的反应类型和反应速度。如果胎儿对抚摩的刺激不高兴，就会用力挣脱或者蹬腿来反应。这时，父母应该停止抚摩。如果胎儿受到抚摩后，过了一会，才以轻轻地蠕动做出反应，这种情况下可以继续抚摩。抚摩从胎头部位开始，然后沿背部到臀部至肢体，轻柔有序。抚摩时间不宜过长，以5～10分钟为宜。抚摩可以与数胎动结合进行，并且将情况记录在胎教日记中。

应该注意的是，节奏是不能强制的。当心情焦躁，感到不愉快或生气的时

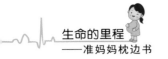
候，即使到了规定的时间，也不硬性坚持对孩子进行胎教。

语言胎教

孕妇或家人用文明、礼貌、富有感情的语言，有目的地对子宫中的胎儿讲话，给胎儿期的大脑新皮质输入最初的语言印记，为后天的学习打下基础，称为语言胎教。

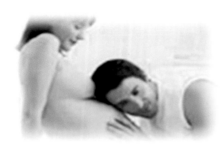
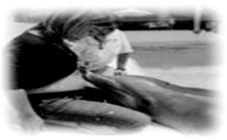

随时与胎儿交谈。由早上到晚上就寝，一天里在做着什么，想着什么，都跟胎儿说。例如，早上起床，跟胎儿说早安，告诉他现在是上午，可以将当天的天气告诉胎儿。

讲故事给胎儿听。自己必须先了解故事的内容，然后用丰富的想象力，把故事说给胎儿听。说故事时，声调要富感情，不要单调乏味

正规的胎教程序是，孕妇起床后对孩子抚摸、说话，每次5～10分钟。接下来听听音乐，放松心情，进食富含营养的早餐，营养是胎教的重要组成部分。不要忘记，胎教需要父母共同参与。

第八章
分娩

　　怀胎十月，孕妈妈终于到了要和肚子里的宝宝见面的时候了，准妈妈们既兴奋又害怕，想着即将出世的小天使心情无比的激动，但是又害怕分娩的过程很痛苦。我们一起来了解一下分娩的情况，让准妈妈们有个心理准备轻松面对分娩。

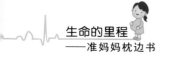

 第一节　临产前的征兆

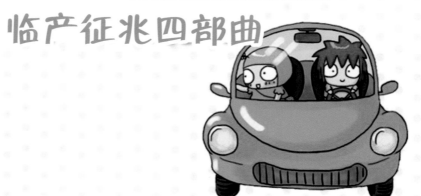

孕妈妈感觉轻松

这是一种待产的讯号，胎儿头部下降至骨盆腔中，孕妈妈会感觉呼吸较之前平顺了、容易吃得下东西了，不过胎头可能会压迫膀胱而出现尿频。

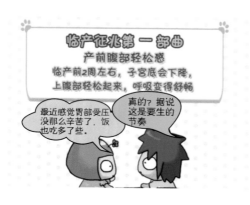

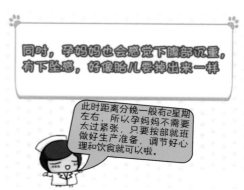

阴道见红

通常是粉红色或褐色的混合黏稠液体，或是分泌物中混有血丝。一般见红在阵痛前的24小时出现，但也有在分娩几天前甚至一周前就反复出现见红。出现见红要注意观察其形状、颜色、量等，如果只是淡淡的血丝，量也不多，孕妈妈可留在家中观察，如果流出鲜血，且超过月经期的出血量，就需要马上到医院就诊。

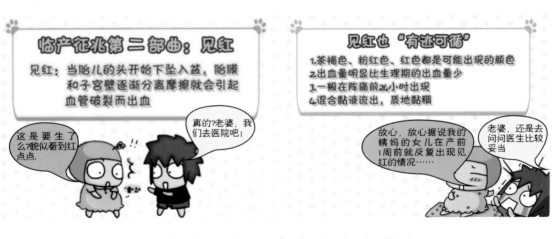

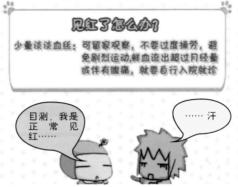

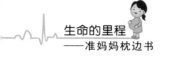

有规律的腹痛

临产前孕妈妈常有子宫发紧、发硬的感觉，这是子宫受到刺激而产生的宫缩。因个体差异性原因，有些孕妇的宫缩疼痛感不明显，反而会有强烈的小腹坠胀、腰酸胀痛的感觉。若一天当中子宫有收缩迹象，但不频繁也不规律，孕妈妈不用过于担心，这离分娩还有一段时间。

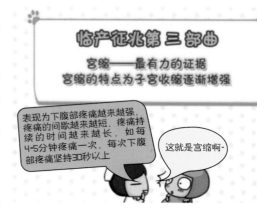

当宫缩变得有规律，准备好待产物品，做好入院准备，但是出现宫缩阵痛情况会持续较长时间甚至一两天。如果是经产妇，出现1小时就宫缩一次的频率时，则要立即入院待产；如果离医院有一定距离的话，一出现宫缩症状就要准备出发到医院待产了，因为经产妇产程比初产妇要短得多。

破水

破水就是包裹着胎儿的羊膜腔自然破裂羊水流出，一般会感觉到一股热流从阴道流出，或是有湿润的感觉。应立即让产妇平卧姿势送医院，尽量避免直立或坐，以免脐带脱出，造成严重后果。如果阴道排出棕色或绿色柏油样物质（胎粪）要告诉医生，出现这种情况常意味着胎儿可能会有危险。

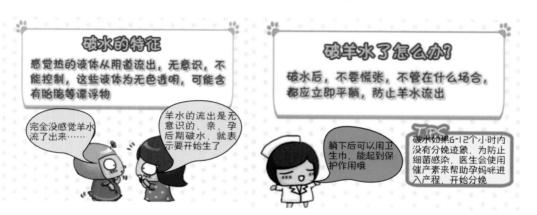

第二节　顺产与剖宫产

　　顺产是一种自然而且符合生理的生产方式，产妇分娩后能迅速康复，新生儿能更好地适应外界环境。剖宫产是一种手术，无论从心理还是身体上都会给产妇带来一定的创伤。接近生产前夕时，相信每个妈妈都会思考要选择自然分娩还是剖宫产，原则上，只要妈妈没有剖宫产的指征，通常都是建议选择自然分娩，因为自然分娩产后恢复较快，并发症也较少；而且通过自然生产，宝宝的肺部受到产道的挤压，一是可以减少新生儿窒息。二是发生肺炎的情况也会减少。三是在自然分娩的过程中妈妈体内有一种特殊的免疫抗体，可以传给宝宝，出生后的抵抗力会增强一些。准妈妈们请相信自然的力量和自己的潜力，坚定信心去体验当一个母亲的完整经历。当你经历过这段历程后，你会为自己的坚强和勇敢感到骄傲！

顺产的提前准备

我们先来看看顺产需要哪些准备：

（一）合理营养，控制体重

　　怀孕期间准妈妈都重视饮食营养，如果不注意控制体重，营养补充过多就会造成腹中胎儿发育过大（也就是巨大儿），分娩时无法顺利通过产道，只能依靠手术了。

（二）多做运动

　　适当运动不但有利于控制孕妇体重，还有助于顺产，它可以缩短产程，降低难产几率。常运动的准妈妈通常可以维持体能及心肺功能在一定水准上，体能好的准妈妈耐受力高，对产痛的承受也就比较好，所以女性运动员分娩时就会比普通孕妇的并发症少许多。所以，准妈妈可以保持平时的运动习惯，只要注意不要选择激烈的项目就可以了。

（三）心理准备

对准备顺产的准妈妈来说，要提前做好心理准备，多阅读一些这方面的书籍，了解顺产的过程和应对方法，要保持稳定的情绪，相信自己，积极配合医生，相信在医生和助产士的帮助下自己会安全，顺利地度过生产。

自然分娩准妈妈的待产流程

步骤1　门诊或急诊就诊，确定是否需要入院。

步骤2　办理住院手续。

步骤3　护理人员介绍相关病房，完善体温、血压、脉搏等初步检查。

步骤4　医生询问相关详细病史，进行一些例行的常规检查，如：抽血，测量宫高腹围，骨盆外测量，肛查等。

步骤5　完善胎监，监测胎儿胎心及宫缩情况。

步骤6　医生会就你情况，告知目前情况及需要你配合的相关事宜，签署相关同意书等。

步骤7　待产过程中，医护人员会不定时内诊从而了解目前产程状况。等适合时间就可进产房待产，如果要分娩镇痛或导乐分娩，需经医生查看后，确定此产程时机是否适合采用。

产床上怎样才能更顺利分娩

生产时不正确的方法，可能生产过程更加费力、时间增加、体力透支。

心理准备

1　不要担心害怕，积极配合产房医师及助产士，助产士定时要进行胎心率检查、了解宫颈口开大情况（一般情况宫口开大2cm前每4小时检查一次，开大2cm后每1~2小时检查一次，可根据情况也有所调整）及胎头下降情况。

2　要对自己有信心，因为精神心理因素也是导致难产的重要因素，长时间处于焦虑不安和恐惧的精神心理状态，会导致宫缩乏力、胎儿窘迫等。

待产过程

在待产过程中，宫缩会越来越频繁而且越来越强，你就感觉到越来越痛。在这期间，应思想放松，尽量下地活动，多走动还可以帮助胎头下降促进产程进展；或同别人聊天，以分散注意力。照常吃喝一些易消化、营养多、能量高的食物，比如巧克力、牛奶等。还要按时排尿、排便，以免过度膨胀的膀胱和充盈的直肠影响胎儿的下降。阵痛时很多孕妇忍受不了就大喊大叫，这样会消耗体力而导致生产时没有力气了；一定要调整自己的呼吸，在疼痛的过程中要学会鼻子深深吸一口气，嘴巴慢慢吐气，全身放松，宫缩间隙时，尽量放松全身肌肉休息，以保存体力。

阵痛加剧之后

为了顺利地产下宝宝，产妇们应该及时地让自己的身体动起来。

抱住椅子靠背坐着

像骑马一样坐在椅子上，两腿分开，双手抱住靠背，低头。如果医院有能摇晃的椅子，前后摇动，可以缓解疼痛。

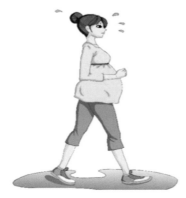
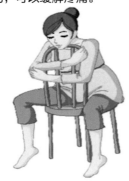

上了产床如何用力

1　先深吸一口气，将气慢慢吐掉后，再重新大口吸气后憋住，可能维持15~20秒。

2　头部稍前倾，眼睛往肚脐方向看。

3　出力时，手握住两侧握把，像划船桨般向前用力。

4　记住只需腹部和臀部用力，像解大便一样，向下出力，若脸部涨红或脖子浮出青筋就是用力错误。

5　两脚弯曲分开勿夹紧，脚踩好一个固定点，臀部贴住产床勿抬高。

6　当阵痛即收缩停止时，全身先放轻松休息一下，保持体力，等待下一次阵痛、收缩来临时再用力。

7　保持理智状态，身体不要扭曲或侧弯，听从医师或护士的指令。

8　当婴儿从阴道娩出时，如果医护人员要求你不要用力，就改为"哈气"的方式，以免阴道撕伤发生。

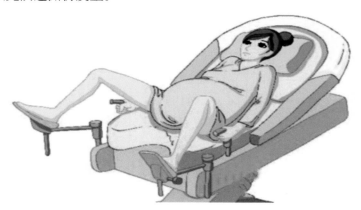

顺产的优点

1　产后恢复快，生产后当天就可以下床走动，一般2天左右就可以出院，花费少。

2　产后可以立即进食，可喂母乳。

3　可能仅有会阴部位伤口或甚至没有伤口。

4　出血量少、并发症少。

5　腹部恢复快，可很快恢复原来的平坦。

6　对婴儿来说，从产道出来肺功能得到锻炼，皮肤神经末梢经刺激得到按摩，其神经、感觉系统发育较好，整个身体各项功能的发展也较好。

缺点

1 待产过程中可能由于各种原因比如胎儿缺氧、产程进展异常等，必要时需中转剖腹产。

2 产后阴道松弛，骨盆腔子宫膀胱脱垂等后遗症，但可以产后运动康复治疗避免。

目前的医学水平，产程中不可预料的变化太多太快，且难以解释，如胎儿是否有宫内缺氧，就没有很好的手段诊断，有时只能通过观察来诊断；头位不正在产程中也是可变的，医生将尽可能地帮助其转变为顺产，因此助产士会随时观察了解产程进展情况。

剖宫产

剖宫产，是经腹部切开子宫取出胎儿的过程。这种方式主要用于因孕妇或胎儿的原因宝宝无法顺利地自然分娩，由医生通过外科手术来帮助孕妇生产。

哪些孕妈妈是必须剖宫产手术的呢？

孕妈妈的因素：

1 如骨盆狭窄或畸形，软产道畸形或狭窄，骨产道或软产道异常：比如有尾骨骨折的孕妇等。

2 妊娠合并直肠或盆腔肿瘤、阴道肿瘤等。

3 孕妇有内外科合并症，如心脏病、急性胰腺炎等。

4　孕妇有严重的产科并发症如重度子痫前期，前置胎盘，胎盘早剥等，不适于阴道分娩。

5　上次剖宫产子宫切口采取的是纵切口的手术或术后第二次怀孕间隔时间太短，这些情况下发生子宫破裂的概率明显增加，特别是孕中晚期。

6　活动性生殖疱疹病毒的感染等。

胎儿的因素

1　胎儿宫内缺氧窘迫：胎儿窘迫可发生在各个时期，如果经过医师紧急处理后仍未改善需立即采取剖宫产。

2　胎儿过大：产妇本身的骨盆腔无异常，但宝宝太大也无法顺利通过产道，也必须剖宫产。

3　胎头与骨盆不对称：即使产妇本身的骨盆无异常也不狭窄，但因为胎儿的头与骨盆不对称，无法顺利通过产道，也只能行剖宫产。

4　多胞胎：若是双胞胎，且胎儿胎位都是正常的，可以尝试自然生产，但若是三胞胎或更多胎的怀孕，建议优先考虑剖宫产。

剖宫产的待产流程

步骤1　先门诊和你的主治医生确定入院时间。

步骤2　办理入院手续，测量生命体征（体温、呼吸、心率、血压），身高，体重等，

步骤3　完善相关检查血常规、凝血功能等。

步骤4　医生会询问相关详细病史，进行一些例行的常规检查，术前合血等准备。

步骤5　完善胎儿胎监，监测胎儿胎心及宫缩情况步骤

步骤6　告知手术相关事宜，签署手术同意书步骤7　术前须知：不要佩戴饰物，不要涂指甲油及化妆，不要佩戴活动性假牙及隐形眼镜，需要禁饮禁食6~8小时。

优点

1　由于某种原因，绝对不可能从阴道分娩时，剖宫产可以挽救母婴的生命。

2　可以避免阵痛的折磨。

3　对子宫或盆腔内的其他病变区域可一并处理。

缺点

1　对母体的精神和肉体上都是创伤，恢复时间长，留有疤痕。

2　是一种手术，过程中可能发生麻醉意外、损伤等情况。

3　胎儿不能正常分娩，未经产道挤压，有可能发生呼吸窘迫综合征。

4　手术时可能损伤腹内其他器官，术后也可能发生泌尿、心血管、呼吸等系统的合并症。

5　术后可能发生子宫切口愈合不良，晚期产后出血，腹壁窦道形成，切口长期不愈合，肠粘连或子宫内膜异位症等。

6　增加产妇伤口感染机会和产后出血风险。

7　再次妊娠需2年以上，并且可能形成切口妊娠，子宫破裂出血等风险大。

8　再次妊娠和分娩时，有可能从原子宫切口处裂开，而发生子宫破裂，如果原切口愈合不良，分娩时亦需再次剖宫产。

第九章
面对分娩的准备

到底孩子什么时候要生？在分娩前有没有什么征兆？相信对第一次当妈妈的孕妇来说，这是接近预产期时心中最大的疑惑。其实，生孩子并不是像电视剧一样，上一刻喊着肚子痛，下一刻就生了，产兆出现后，通常还需要等待好几个小时，孩子才会出生。所以，当产兆出现后，妈妈还是可以先做好准备，带上建卡资料、身份证、医保卡、产妇专用护理垫及新生宝宝衣物等到医院待产了。

第一节　产程的分期

　　总产程即分娩全过程，是指从开始出现规律宫缩直到胎儿胎盘娩出。产程分期共分为三个产程，分别为第一产程、第二产程及第三产程。

　　第一产程：又称宫颈扩张期。从规律的宫缩开始到宫口开全（约为10cm），需11～12小时。此阶段子宫的收缩逐渐增强，间隔时间会越来越短。

　　第二产程：又称胎儿娩出期。从宫口开全到胎儿娩出的全过程。需1～3小时。此时随着子宫收缩加强，胎先露下降至骨盆，迫使胎儿从母体中娩出。

　　第三产程：又称胎盘娩出期。从胎儿娩出到胎盘胎膜娩出，即胎盘剥离和娩出的过程，需5～15分钟。

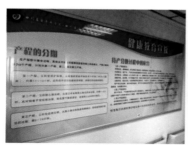
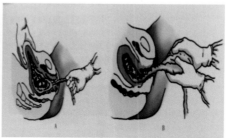
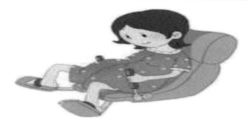

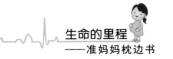

第二节　产妇如何度过产程

　　医生判断是否具备了阴道分娩的条件。产妇能否阴道分娩，主要考虑的是骨盆形状、大小、胎儿大小及胎方位的因素。

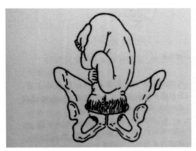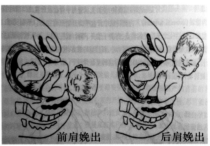

前肩娩出　　　　　　　　　　后肩娩出

　　产程对于产妇来说，是一个既充满期待又饱含艰辛的过程。分娩期是母婴最易出现不良影响的关键的时期，为确保母婴安全，在这一时期医护人员会加强对母婴的监护及管理，并持续给予产妇生理和心理的支持。待产过程中，医护人员会不定时内诊，并给予完善的照护，告诉你目前产程进展的状况。护理人员会教导你简单的呼吸法，使你尝试放松肌肉，有利于产程的进展。沉着应对宫缩来临。能否成功分娩取决于产妇的宫缩如何。只有规律有效的宫缩，才能使宫口扩张、胎头下降。宫缩时机体自身发动的生理反应，受到体力、精神因素的很大影响。对于绝大部分产妇，宫缩会使孕妈妈觉得下腹胀痛，其频率与强度会随产程进展而逐渐加剧，这种镇痛是比较痛苦，但也是一种幸福的体会。因为每次阵痛过后，您的小宝贝降临人世的路程就近了一步。待产时如果告知医师想要做无痛分娩，须经医师诊治后，确认此产程时机合适，同意后才可实施。

　　产程的休息、饮食与呼吸调节。除非有医学指征，待产时可采取自由的待产体位，适当的活动能促进宫缩，有利于胎头下降，只要能使你感觉舒适，就是最

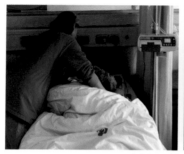
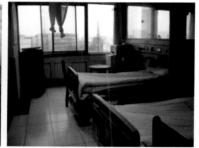
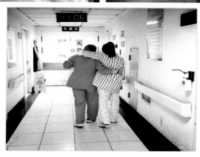

佳体位。产程中孕妈妈应该抓紧时间休息，及时进食进水解大小便，注意每2~4小时排空小便一次。当膀胱充盈又不能自解小便时，医护人员会通过放置导尿管的方法来促进排尿。疼痛时尽量分散注意力，调整呼吸，做深慢、均匀的腹式呼吸，即每次宫缩时深吸气，逐渐使腹部膨隆，呼气时缓缓下降，可以减轻疼痛，尤其不要大喊大叫，不仅徒耗体力，还会引起腹胀等不适。临产后，产妇应进食高能量易消化的食物，如牛奶、巧克力糖及自己喜欢的饭菜，多喝水，保持良好的体力，以确保有力的宫缩，防止宫缩乏力。保持心情愉快。当孕妈妈进入产程后，一定要调整好自己的体力和心态，有不适及时同医生交流，听从医生及助产士指导，尽可能放松，同时减轻疼痛。当宫口全开时，将会进入分娩室，需要在助产士的指导下，正确用力。产妇要把意念放在努力增加腹压上，宫缩时深吸一大口气，向排便一样用长劲，宫缩间歇时注意休息放松。分娩过程中与助产士的密切配合尤为重要，可最大限度地保护宝宝，防止会阴裂伤。到产房后，要放松精神，建立自己分娩的信心，在分娩过程中有不适及时与医生、护士交流或沟通。新生儿出生后，医生还要帮助您娩出胎盘，缝合伤口，这些工作都需要妈妈的配合。

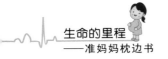

第三节　关于会阴切开术

会阴切开术属产科常见手术，是在第二产程中实施的一种外科手术。WHO爱母分娩行动原则之一主张无损伤性，正常分娩指导原则中，强调要严格限制会阴侧切的应用。经产妇一般都不用会阴切开。另外，如果会阴条件特别好、宝宝不大的初产妇也一般不需要会阴切开。临产孕妈妈如果和医生配合得好，用力得当，产程进展顺利的话，是完全有可能避免会阴切开的，但临床上还是会根据实际情况决定切开还是不切开。不想进行会阴切开的孕妈妈可以在孕32周以后多做盆底肌功能锻炼，方法是做收紧尿道、肛门和会阴的动作，开始每次收缩5～10秒后放松，间隔3～5秒后重复收缩，连续做5~10分钟，2~3次/天，孕妈妈可根据自身情况逐渐增加训练量。再则是控制胎宝宝的体重，如果宝宝体重比较大，比如超过4kg，那宝宝就是巨大儿了，宝宝体形过大就会让分娩变得比较麻烦。所以，孕期体重管理非常重要，孕妈妈尽量保持比未孕时增加10kg左右的体重。也就是说，妊娠期间一定不能乱吃、狂吃。而是要挑有营养的吃，全面地吃，孕妈妈需要的是高质量的营养元素而不是过多的脂肪。我们提倡孕妈妈最好能将宝宝的体重控制在3.0kg左右。最后很重要的是，孕妈妈在分娩时一定要认真地配合你的助产士，助产士会教会孕妈妈怎样做呼吸运动，这也是避免会阴切开及会阴撕裂伤的重要方法之一。

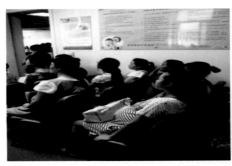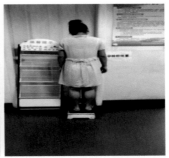

第十章

新生儿的护理

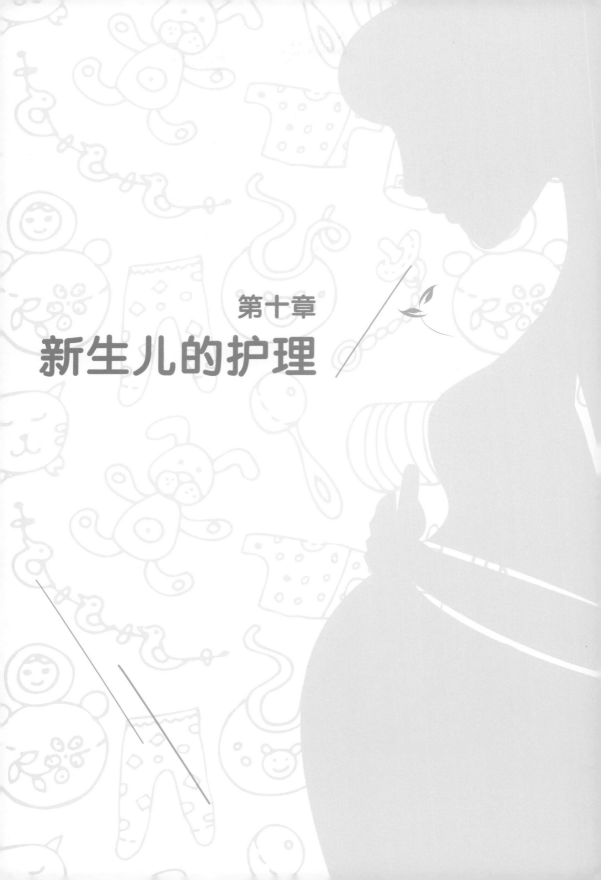

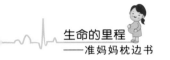

 第一节　认识新生儿

什么是新生儿?

新生儿是指出生至28天的婴儿。健康的新生儿在出生时应是足月的,他们在母亲子宫内生长满37～42周,各器官功能基本成熟,已能脱离母体,开始独立生存了。但是,在新生儿时期仍面临着要进行生理功能的调整和逐渐适应外环境的过程。

健康足月儿有哪些特征?

健康的新生儿出生时体重应在2 500～4 000克,身长47～50cm。皮肤红润,皮下脂肪丰满,胎毛少。头颅相对较大,约占身长的1/4,头发可多可少。眼睑略水肿,耳廓直挺。乳晕清楚,乳头突起,乳房可摸到结节。腹部膨隆,满而柔软,女婴大阴唇遮盖小阴唇,男婴阴囊出现多量皱褶,睾丸已下降,可有暂时性少量鞘膜积液。四肢显得较短,呈外展屈曲,运动活跃有力。指(趾)甲已长到指(趾)端,足底足纹较深。

健康的新生儿哭声响亮,能吃能睡,除吃奶以外,几乎所有时间都在睡眠。以上这些都是新生儿已经成熟的表现,同时也是健康的标志。

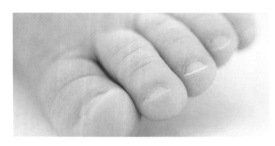
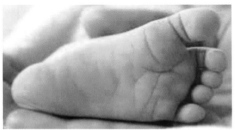

健康的新生儿生后就应具有良好的反应，如轻轻拍打或发出突然的响声时，新生儿闭着的双眼就会睁开；当用强光照射眼睛时，他睁开的眼睛就会立即闭上或眨眨眼睛，这说明新生儿的听力、视力均正常。在用手指触碰新生儿的面颊或嘴角时，他立即会自然地将头转向触碰的一侧，张口寻觅；如把手指放在新生儿嘴里时，就会本能地吸吮起来。当你用一手指触摸新生儿手掌时，他会紧紧地抓着你的手指不放松。这些是健康新儿所表现的出较强的神经反射。如果新生儿出生后没有这些反射，说明可能有先天异常或发育缺陷，应予重视，加以检查。

温馨提醒

为了宝宝和妈妈的健康，请尽量让宝宝在妈妈温暖的子宫里待足够长的时间。"瓜熟蒂落，顺娩而出"对于宝宝和妈妈而言才是最健康的、风险最小的、自然而然的结束妊娠的最好方式。

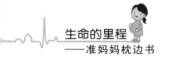
 第二节　婴儿物品准备

孩子快出生了，我们需要给他准备些什么东西呢？

我们这里提及的物品是宝宝在医院的这几天里需要用到的物品。妈妈们可以在怀孕6、7个月的时候开始慢慢准备。

表9　婴儿物品准备表

物品	数量	作用	注意
小盆子	1个	清洗小PP	
小毛巾（口水巾）	2条	洗脸或清洁嘴角乳汁清洗小PP	柔软、清洁棉质或纱布的
衣裤	4~5套	每日沐浴后更换	柔软、清洁棉质或纱布的裤子的松紧是可调的
外包被	1~2个	包裹婴儿	厚薄适宜不宜太长、太宽
包巾	2条	包裹婴儿	柔软、清洁全棉浴巾或双层纱布的
尿不湿	15~25片		新生儿一般用NB号或S号的
湿纸巾	1包（50~80抽）	擦净小PP上的胎粪	胎粪不多时可以用湿纸巾擦净即可，胎粪较多时需要用温水清洗湿纸巾不能擦婴儿口鼻
护臀霜	1个	预防红臀	必要时使用

温馨提醒：

新生儿的手套是不需要的。宝宝需要用自己的小手去触摸妈妈的乳房以刺激泌乳，去抓握妈妈的手指以寻求安全感。丰富的触觉刺激对宝宝的神经系统发育是十分有益的。有时宝宝会在自己的小脸上留下几道淡红色的"抓痕"，别担心，它们很快会痊愈，并且不留痕迹。

第三节　新生儿出生后的检查

阿普加评分

Apgar是肤色(appearence)、心率(pulse)、对刺激的反应(grimace)、肌张力(activity)和呼吸(respiration)五个英文单词的首字母组合。阿普加评分是我国绝大部分医院都采用的，对新生儿出生时的器官系统的生理指标和生命素质进行评分的方法，这是一种经典易行的方法。这种评分是对新生儿从母体内生活到外环境中生活的生存能力和适应程度进行判断，让医护人员清楚哪些宝宝在刚出生时以及以后更需要更多的帮助和照顾。宝宝得分越低，需要的特殊照顾越多。

阿普加评分的意义：

8～10分属正常新生儿；

4～7分为轻度窒息，需清理呼吸道、人工呼吸、吸氧、用药等措施才能恢复；

0～3分缺氧严重为重度窒息，需紧急抢救，气管内插管并给氧。缺氧较严重和严重的新生儿，应在出生后5分钟、10分钟时再次评分，直至连续两次评分≥8分。

表10 新生儿阿普加评分表

对应评分 评分内容	0分	1分	2分
皮肤颜色	青紫或苍白	身体红，四肢青紫	全身红
心率（次/分）	无	<100	>100
对刺激的反应	无	有些动作，如皱眉	哭，打喷嚏
肌肉张力	松弛	四肢略屈曲	四肢能活动
呼吸状况	无	慢，不规则	正常，哭声响

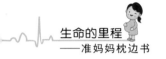
一般外观检查

新生儿出生情况稳定后，儿科医生会脱掉包裹宝宝的衣物，快速而仔细观察宝宝身体的每个部位，并进行基本的身体检查。

测身长和体重

新生儿的外观，如头部是否有伤痕或头皮血肿，眼睛是否有分泌物，耳廓有无畸形，口腔有无唇腭裂，手指和脚趾数目，四肢有无内翻或外翻，髋关节是否在位，脐带是否结扎好，是否有肛门，男婴睾丸是否下降至阴囊等。

新生儿的皮肤颜色，如果皮肤呈鲜红色可表示健康，若新生儿皮肤过白或过青，则可能表示患有疾病。

新生儿整体姿势和肌肉的紧张度，以及神经系统成熟状态。

温馨提示

新生儿的外观体格检查只能查看出新生儿外观是否存在畸形和一些有外观症状的疾病。大多数宝宝的身体内脏器官的畸形是检查不出来的。

新生儿疾病筛查

新生儿疾病筛查是指通过血液检查对某些危害严重的先天性代谢病及内分泌病进行群体过筛，使患儿得以早期诊断，早期治疗，避免因脑、肝、肾等损害导致生长、智力发育障碍甚至死亡。

我国目前筛查疾病仍以苯丙酮尿症（PKU）和先天性甲状腺功能减低症（CH）为主，某些地区则根据疾病的发生率选择如葡萄糖-6-磷酸脱氢酶（G6PD）缺陷病等筛查。

采血时间

采血应当在婴儿出生72小时，且哺乳至少6～8次后进行。

采血部位及采血方法

多选择婴儿足跟内侧或外侧。其方法是：按摩或热敷婴儿足跟，使其充血，酒精消毒后用一次性采血针穿刺，深2～4mm，弃去第一滴血后将挤出的血液滴在特定的滤纸上，使其充分渗透至滤纸背面。要求每个婴儿采集4个血斑，每个血斑的直径应≥10mm。

标本的保存与递送

血滤纸片在室温下阴干，在规定时间内送达筛查中心，或暂时放入纸袋在2～10℃冰箱中保存。

注意：

保管好采血卡的第二联，上面写有采血编号和筛查中心的网址和电话，出生40天后，可登录网站或致电分娩的医院进行结果查询。

保持通信通畅，如检查结果有异常，工作人员会立即电话通知新生儿的家属，并进行备案。

新生儿听力筛查

新生儿听力筛查（Universal Newborn Hearing Screening，UNHS），是通过耳声发射、自动听性脑干反应和声阻抗等电生理学检测，在新生儿出生后自然睡眠或安静的状态下进行的客观、快速和无创的检查。国内外报道表明，正常新生儿听力损失发病率为1‰～3‰,高危因素新生儿为2%～4%。

现代科学技术已经可以对新生儿及婴幼儿进行早期听力检测和诊断，如能对明确诊断为永久性听力损失的婴幼儿在出生6个月内进行科学干预和康复训练，绝大多数可以回归主流社会。

新生儿及婴幼儿听力早期检测及干预项目包括听力筛查、诊断、干预、随访、康复训练及效果评估，是一项系统化和社会化的优生工程。

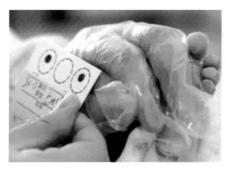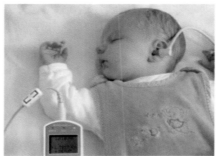

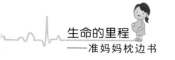

 第四节 新生儿的护理

皮肤接触和早吸吮

宝宝出生后，我们要做的第一件事就是把宝宝放到妈妈的怀里，进行母婴皮肤早接触和早吸吮，帮助宝宝自己找到吃奶的技巧，是产后母乳喂养成功的关键。我国爱婴医院主张产后1小时内开始进行母婴的皮肤接触和早吸吮以及住院期间24小时母婴同室，按需喂养，不喂母乳代用品，不使用人工奶瓶、奶头等。

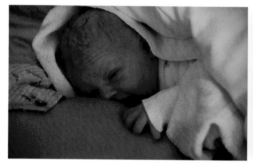 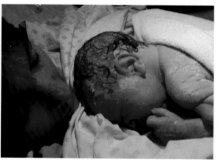

保暖的方式

宝宝出生后，助产士会将其放在辐射台保暖，并擦干净全身的羊水。

给宝宝穿上衣裤、小帽子和袜子。给宝宝裹好包巾和包被。

温馨提示

保暖要适度，否则宝宝会被捂出红疹。

洗澡

操作1 家长要洗净自己的手，准备好温度适宜的洗澡水。

操作2 用柔软的毛巾轻轻地擦洗婴儿的脸（不要搓揉），洗一下眼睛和耳朵后面。

操作3 脱掉宝宝的衣服，擦拭一下臀部，以免把洗澡水弄脏。然后，轻轻把他放到温度适宜的水中，用一只手托着孩子，另一只手轻轻搓洗宝宝的皮肤，尤其是皮肤皱褶处，如耳朵、颈部、腋窝、肚脐、外生殖器、脚趾间等。

操作4 清洗完毕，将孩子从水中抱出，马上给他披上干燥而柔软的浴巾，轻轻而细致地将水揾干，仍然要特别注意有皱褶的地方。

操作5 给孩子穿上事先准备好的干净尿不湿和衣服。

脐带护理

脐带哺乳类的连接胎儿和胎盘的管状结构。脐带是胎儿从母体吸取营养排泄代谢物的通道。婴儿出生后，脐带失去了其保留的意义，因此脐带逐渐会从根部脱落。从出生剪断脐带到从根部脱落大约需一周的时间。新生儿的脐带在长出痂而从根部脱落之前一定要保持清洁。洗澡后用75%的酒精消毒脐带根部即可。尿布不要包住断脐处。

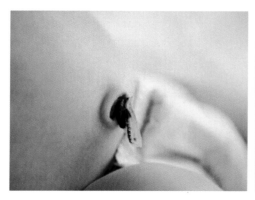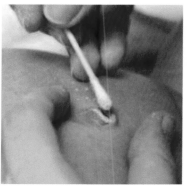

疫苗接种

为什么要接种疫苗？

孩子从出生到长大成人，会不断受到各种疾病的侵扰，其中有一些是非常可怕的病毒，在这种时候我们就得依靠疫苗的帮助来战胜它们。孩子注射了疫苗之后，身体就能产生战胜细菌或者病毒的抗体，抵御细菌或者病毒的入侵。

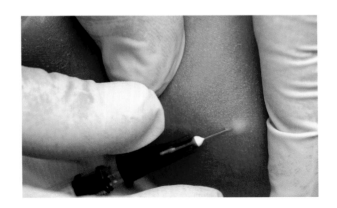

需要接种哪些疫苗？

中国疾病预防控制中心免疫规划中心负责人做出明确解释：国家规定纳入计划免疫、有统一免疫规程的疫苗只有五种，即卡介苗、脊髓灰质炎疫苗、百白破三联疫苗、麻疹疫苗、乙肝疫苗。这5种疫苗儿童必须普遍接种，购置疫苗的经费由政府负担，个人只需交少量接种服务费。其他疫苗由地方卫生防疫机构根据疾病发生和流行的特点、规律，确定针对某一重点保护人群接种，或是向公众推荐，由人们自己选择接种或不接种，费用一般是自己承担。

第十一章
科学坐月子

坐月子可以追溯至西汉《礼记内则》，称之为"月内"，距今已有两千多年的历史，为我国古代产后必需的仪式性行为。新妈妈在经历了生产过程后，最关心和担心的问题就是如何度过漫长的"月子期"，也就是医学上俗称的"产褥期"，一般这个时期会持续4～6周，因此在产后42天产妇需要回到医院进行产后复查。

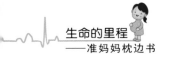

 # 第一节　产后妈妈的身体保健

坐月子期间除了要好好休息、多吃营养的食物外，也别忘了要照顾好身体，尤其是生产时留下的伤口，并留意是否有发热、阴道出血量增多、恶露臭等情况，此外，只要开始性生活就还是要选择适当的避孕方式。

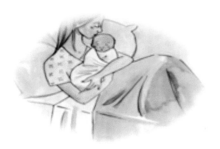
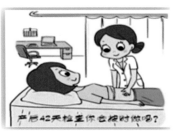

对产褥热的认识

产褥热

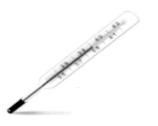

产褥热是生产后出现发热症状，医学上称为"产褥感染"，通常发生在产后24小时以后的10天内，每日测量体温4次，间隔4小时，有2次体温≥38℃。产褥热发生的时间，多数产妇已经回家坐月子了，因此，如果产妇在家发现身体有发热现象，代表母亲身体可能已经受到感染，必要时应回医院治疗。

造成产褥热的可能原因

产妇体质虚弱、营养不良、孕期贫血、孕期卫生不良、胎膜早破、泌尿系统感染、乳腺炎、子宫内膜炎、伤口感染、肺炎、肾盂肾炎、产后出血等情况时容易出现产后感染。

如何治疗

如果发生了产褥热，医生会先找出引起的原因，必要时做细菌培养，如确定是细菌感染就需要使用抗生素来控制感染，或根除发炎部位，并进行妥善处理。

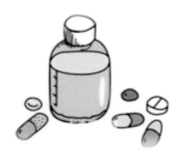

治疗时的哺乳

医生会评估妈妈是否需要停止哺乳，如需要暂停哺乳，要用吸奶器吸出乳汁，避免乳房因长期没有吸吮而导致乳汁减少。

对伤口的认识

会阴部伤口

自然生产时的伤口主要有两大类，人为剪开的会阴部侧切伤口和各种原因导致的不规则撕裂伤。对于这类伤口，医生都会在产后进行修补或缝合，通常采用可吸收缝线，因此只需产后复诊时，检查恢复情况，不需要做拆线。

会阴伤口在4～5周可以完全愈合，不过，在愈合过程中可能会产生伤口愈合的疼痛感，只需注意会阴部清洁，一般不需要特殊处理，如果会阴部有红、肿、热、痛的感觉，则需要尽快就医治疗，以免伤口感染。

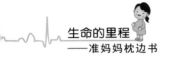

伤口的照顾

会阴部伤口

会阴部伤口最主要的照顾是保持其清洁干燥，避免感染，如厕后，应使用冲洗瓶加温开水及碘伏，冲洗会阴及肛门部位，然后保持干燥以减少感染；恶露排干净前要勤换卫生巾。伤口如有疼痛情形，可用温开水坐浴来促进会阴处的循环并消炎止痛。恢复期不要提可能引起伤口疼痛的重物。需经医生检查后，确定会阴伤口已愈合，才开始性生活。

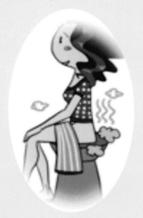

剖宫产伤口

生产后伤口要尽量保持干燥，淋浴后要尽量擦干或用吹风机吹一下。预防瘢痕胶带贴至少3～6个月，可以预防瘢痕的增生。产后勿使腹部肌肉过度用力或拉扯伤口。如有结痂者，无需刻意去抓，等它自然脱落。

剖宫产伤口

剖宫产目前采用横切口的居多，伤口为10～15cm，皮下脂肪愈厚的妈妈，伤口感染的机会越高，因此要特别注意产后伤口的护理。有些人可能会因为个人体质的原因，留下明显的瘢痕，瘢痕在愈合的过程中也会有疼痛及痒感。剖宫产的外部伤口约2周会愈合，但内部伤口需1～2个月的时间才会完全没有感觉。剖宫产后的缝线大多无需拆线，但如果腹部伤口出现红肿、灼热、剧痛、渗出物等情形，就要回医院检查。

产后避孕方式的选择

通常产后6~8周恢复性生活后，就需要避孕，以免不小心又怀孕了，影响母亲健康。产后纯母乳喂养的妈妈可能排卵时间较晚，这段时间内有自然避孕的效果，要在产后3~6个月才会恢复排卵，但由于无法预知到底何时会排卵，所以不要觉得喂母奶就不必避孕。

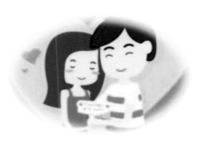

表11 避孕方式的选择表

避孕方式	益处和使用时间	弊 端
避孕套	简单方便，而且还可以预防性病	每次有性行为时都必须戴，有时如果没有准备或不想使用就有可能怀孕
口服避孕药	是一种高效的避孕方法，但不适合哺乳妈妈用。产后没有哺乳的妈妈建议产后4周可以开始使用	需考虑个人体质，部分女性可能会有恶心、头痛、长青春痘等副作用，如经常忘记按时吃药，可导致避孕失败
子宫内避孕器	安全、有效、简便、经济和可逆的避孕工具，使用年限长。建议产后1~2个月复诊时，顺便装子宫内避孕器，一般可以使用5年，准备再生育时再取出即可	可能会导致不规则阴道流血，如经量增多、经期延长或少量点滴出血等
结　扎	安全，永久性节育措施。自然产者可于产后24小时结扎，剖宫产者可在手术当时顺便处理。男性结扎通常只需20分钟	结扎者只适用于永久不想再生育者，所以，应慎重考虑
其他方法（如算安全期、性交中断法等）	不建议这些避孕方式	失败率高

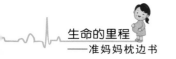

 第二节　坐月子用品的准备

　　除了为宝宝准备物品外，妈妈坐月子时也会需要一些特殊的用品，建议生产前几个月就准备好。

表12　坐月子用品的准备表

类　别	内　容	建　议
服　装	轻松舒适棉质衣服3~4套或是前开方式的睡衣	如果是夏天最好准备薄长袖及长裤，避免身体受寒
	哺乳内衣3~4件	方便喂奶
	束缚带	帮助身体更快恢复及骨盆内器官复位
贴身用品	产褥垫或夜用型、量多型卫生巾	刚开始可先用产褥垫，量减少时再用卫生巾
	头发干洗剂1瓶	如果打算遵循习俗，不准备洗头的妈妈可以准备
	免洗裤	如果产后因身体不适，不方便清洗，不妨直接穿免洗裤
	除疤美容胶带敷包	剖宫产妈妈可预防瘢痕
	会阴清洗盆或冲洗器	
	除纹霜	减少妊娠纹留下痕迹
母奶用品	吸奶器	有手动及电动两种，可依个人需要准备
	母乳袋	如果母乳量多的妈妈，可以先挤出来冷冻保存
	防溢乳垫	可先准备几盒，快用完时再买

第三节　产后运动

> 产后运动是为了减轻因生产造成的身体不适，同时可以增强腹部肌肉及帮助骨盆腔内器官的复原，也可以促进妈妈的身体循环，帮助身材早日恢复。

初步恢复运动

1　如果你是通过阴道分娩的，你可以尝试双膝并拢，摇动骨盆。

2　如果你已适应了以上的锻炼方式，再试着在户外缓慢行走，也可以推着你的宝宝，但是不要试图使你心跳加速，只需感觉你的血液循环加快就行了。逐渐把散步的时间延长到10~15分钟，然后30分钟。

3　当你感觉这种运动量很舒服时，在医生的允许下可以自己选择安全的健身运动了。

产后常见的健身运动

产后产妇可以选择运动量不很大的健身操、游泳、散步、简单的脚踏车练习和用拉力器锻炼省体的肌肉等。

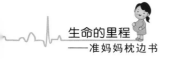
表13 产后常见的健身运动表

运动类型	目　的	开始时间	方　式
腹式呼吸运动	收缩松弛的腹肌	自然产后第二天开始	平躺在床上，双手放在两旁，用鼻子深呼吸使腹部凸起，再用嘴巴慢慢吐气松弛腹部肌肉，尽量拉长呼吸换气的时间，重复5~10次
凯格尔运动	收缩会阴部的肌肉，促进血液循环及伤口愈合，改善排尿困难	自然产后第一天开始	平躺在床上，用鼻子吸气，然后紧缩阴道及肛门口肌肉，闭气默数3秒，再慢慢放松、吐气，重复5次
头颈部运动	收缩腹部肌肉，并伸展颈部和背部肌肉	自然产后第二天开始	坐着将头举起尝试下巴靠近胸部，保持身体其他部位不动，再慢慢放下头部，重复5~10次
胸部运动	使胸部恢复弹性，预防松弛下垂	自然产后第三天开始	平躺在床上，将两手弯曲，从肘开始一直到双手手掌贴在一起，向头顶方向一直前后移动，记得手臂要抬起来不要贴着胸部，重复5次
抬腿运动	促进子宫及腹肌收缩，并恢复腿部曲线	自然产后第五天开始	平躺在床上，右腿慢慢向上平举，脚要打直，最后腿与身体成直角，再慢慢将腿放下，左右交替同样动作，重复5~10次
臀部收缩运动	促进臀部和大腿肌肉收缩，帮助肠胃蠕动	自然产后第七天开始	平躺在床上，将左腿弯曲，脚跟触及臀部，大腿尽量贴近胸腹部，再以双手压住膝盖，数3秒，再把腿伸直放下，左右交替同样动作5~10次
会阴收缩运动	使阴道肌肉收缩，预防子宫、膀胱下垂	自然产后第14天开始	平躺在地板上，双膝弯曲使小腿与地板垂直，两脚打开与肩平宽，利用肩部及足部力量将臀部抬高成斜角，并将两膝并拢数3秒，然后再将腿打开，臀部慢慢放下，重复10次
腹部肌肉收缩运动	训练腹部肌肉，减少腹部赘肉	自然产后第20天开始	平躺在地板上，双手平放在头部两旁，两腿伸直并拢，膝盖不可弯曲，用腰部的力量将两腿慢慢上抬，最后与身体成90°，再慢慢放下，重复5次

健身运动注意事项

1　运动前应当排空膀胱。

2　不要在饭前或饭后 1 小时内做。

3　运动后出汗，要及时补充水分。

4　每天早晚各做15分钟，至少持续 2 个月，次数由少渐多，不要太勉强或过于劳累。

5　如果恶露增多或疼痛增加，一定要暂停，等恢复正常后再开始。

 ## 第四节　坐月子该如何吃

　　产后妈妈处于虚弱状态，开始时食欲比较差，前几天可以吃易消化的流质类食物，再逐渐从软食恢复到正常饮食。

月子餐建议

　　少吃多餐　孕期胀大的子宫对其他各器官都造成了压迫，导致产妇胃肠功能还没有恢复正常，所以要少吃多餐，可以一天吃5~6次，既不增加胃肠负担，又能让身体慢慢恢复。

　　荤素搭配，营养丰富　多吃含钙、铁食物，新鲜的肉类、鱼类、海藻类、蔬菜和水果，哪样也不能少，过于偏食会导致某些营养素缺乏。一般人提倡月子里大吃鸡、鱼、蛋，忽视其他食物的摄入。某些素食除含有肉食类食物不具有或少有的营养素外，一般多有纤维素，促进消化，防止便秘。因此，荤素搭配，营养才丰富。

适当补充体内水分　新妈妈在产程中及产后都会大量排汗，再加上要给新生小宝宝哺乳，而乳汁的主要成分也都是水，因此新妈妈需要大量补充水分，喝汤是个最好的既补充营养又补充水分的好办法。想要有充沛的母乳就要多吃一些汤汁类食物，例如青木瓜鲜鱼汤、黑芝麻奶、花生猪脚汤。

清淡适宜，易消化　月子里饮食应以清淡为宜，无论是各种汤或是其他食物，都要尽量清淡，循序渐进。切忌大鱼大肉，盲目进补。食盐少放为宜，但并不是不放或过少。如食物中加用少量葱、姜、蒜、花椒粉等多种性偏温的调味料则有利于血行，有利于淤血的排出体外。

不宜食用生、冷、硬的食物　产后宜温不宜凉，在月子里是身体康复的过程中，有许多浊液(恶露)需要排除体外，产伤也有淤血停留，生冷食物会使身体的血液循环不畅，影响恶露排出。还会使胃肠功能失调，出现腹泻等。

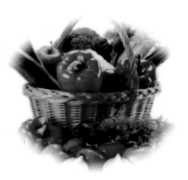

蔬菜水果不可少　很多人坐月子几乎顿顿大鱼大肉，结果造成严重便秘，其实坐月子中不可缺少蔬菜水果，妈妈应该多样化摄取平和性及温热性的蔬果。

切忌盲目进补　盲目地进食补药和补品，如人参等有时不但不能帮助身体恢复，还有可能使新妈妈出现便秘、牙龈出血、口臭等不良症状。

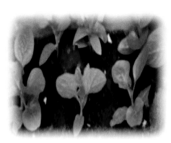

新鲜当季食材　想要吃得健康，最好的方式就是多吃当季的食物，这样不但省钱也吃得比较新鲜的食物，烹调时调味料可以减少一些，但也不必完全不放，这样妈妈能吃到可口的食物，也可能减少身体的负担。

月子餐食物的选择

月子餐常见主角 一般月子餐中有三项很常见的食材，那就是老姜、麻油、米酒水。不过如果过量摄取这些食材，例如餐餐都吃加了米酒的麻油鸡，有可能使产妇身体太过燥热而发炎，所以恰当运用而不过量是比较合适的做法。此外，如果妈妈要喂母奶，喝了太多米酒料理的月子餐，不但会让妈妈整天头昏酒醉，宝宝健康也会受到影响，所以，建议产后头一周先不在食物中加入米酒避免影响伤口的愈合。

生化汤 生化汤的目的是为了帮助恶露的排除，目前妈妈在生产之后，医院都会给予三天左右的子宫收缩药物，目的也是为了排除恶露，所以如果妈妈想喝生化汤，建议等返家坐月子阶段再喝，此外，生化汤也不宜喝过量、过久，一般建议自然产者，一天一贴，喝7~10天，剖宫产者喝5~7天即可。此外，要提醒妈妈生化汤是中药而非食补，所以，如果能先请中医师诊断过后再用药是比较恰当的，或是妈妈觉得恶露排尽、腹部已不痛、只剩少量褐色的出血就可以停止生化汤，千万不可一喝就喝上30天，这样反而会造成贫血。

水的补充 过去传统有人认为坐月子喝水会造成小腹突出或是身体水肿无法消退，不过现在不管是中西医都建议妈妈适当地摄取水分，尤其是准备哺乳的妈妈，水分不足，奶量也会不足。只是，产妇喝水是有诀窍的，妈妈可以依照这些建议来喝水，就无需担心小腹或水肿问题。不要一次灌一大杯水，可以采取多次小口喝水的方式。可根据个人体质煮食来替代白开水，例如，观音串茶、红枣桂圆茶。如果想以米酒水取代白开水的妈妈可以直接购买米酒水，省去耗时煮米酒至挥发的时间，不过喝太多会有上火的问题。产后可以帮束缚带来解决小腹太大的问题。

根据食物属性来选择食物 一般认为产后的妈妈体质比较虚寒，因此不适宜吃寒凉性的食物，建议应该以温热性食物或平和性食物为主，这张食物属性表可让妈妈作为饮食的参考。

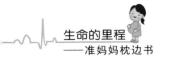

表14 食物属性表

类别	寒凉性	平和性	温热性
蔬菜类	莲藕、绿豆、大白菜、苦瓜、黄瓜、丝瓜、冬瓜、胡瓜、空心菜、苋菜、绿豆芽、番茄、香瓜、茄子	茼蒿、马铃薯、山药、芋头、香菇、木耳、菱角、莲藕	南瓜、芥菜、葱、姜、蒜、香菜
水果类	西瓜、香瓜、柚子、香蕉、杨桃、柑橘、梨子、奇异果、芒果	柠檬、李子、桑椹、凤梨、葡萄、石榴	樱桃、荔枝、龙眼、榴莲
肉类	鹅肉、鸭肉	猪肉、牛肉、鸡肉、鸡蛋	羊肉
海产类	海带、蛤蜊、蚌、田螺、牡蛎肉、蟹	鲭鱼、乌鱼、黄鱼、鳝鱼、比目鱼、鳗鱼、泥鳅、干贝、淡菜、鲍鱼、乌贼、海参	鲫鱼、鲢鱼

 第五节　选择适合的坐月子法

　　不管是从传统的还是现在的观点来看，坐月子习俗确实有其必要，因为妈妈经过辛苦怀胎十月，身形上有了很大的变化，生产时又耗费了相当大的体力，有可能使免疫力下降，所以若能在产后好好地休息和调养，能使妈妈未来生活更加健康。

用新观念来看待传统

月子里不能下床活动 传统观念认为，产后女人体质虚弱，需要好好保养，月子里不能下床活动，甚至饭菜都得端到床上吃。这是没有道理的。分娩后卧床休息的时间长短因人而异。不论是自然分娩还是剖宫产，产妇都要下床活动，以防止下肢血液循环不畅，造成下肢静脉栓塞，甚至肺栓塞。一般来说，如果是顺产，产妇当天就可下地并走动。若是剖宫产，术后一两天也能适当下地活动。

绑腹带能防止器官下垂 产后绑腹带不但不能防止子宫下垂，而且祸害极大，它能增加腹压，加重内脏负担，导致盆腔支持组织和韧带的支撑力下降，从而诱发子宫脱垂、阴道膨出、尿失禁、便秘等症状的发生。产后绑腹带反而不利于子宫恢复到原来的位置。

产后不能洗头、沐浴 由于产后妇女汗多，头皮不清洁，不利于头部血液循环和头发再生长。顺产者在产后2～3天、剖宫产者在产后10天就可以洗头、洗澡，但要注意洗澡时应避免着凉，沐浴后及时擦干身子穿衣，洗头后用干毛巾擦干再用热风吹干，不要用冷风吹头，以免头部毛细血管受到冷刺激。

产后不能吃盐 传统观念认为为了避免新妈妈产后尿失禁，产后吃的菜里不能放盐与姜、蒜、酱等调料。还有不少老人认为，饭菜和汤内放盐会影响下奶。其实，新妈妈产后尿失禁与上述调料没关系，而是生产时胎儿挤压产道、膀胱、尿道的肌膜受伤、过敏导致尿失禁。同时由于产后出汗较多，乳腺分泌旺盛，产妇体内容易缺水和盐，如果产妇限制盐的摄入，会影响体内电解质的平衡，同时就会影响食欲，进而影响泌乳。所以，月子里的产妇不能忌盐、姜、蒜、酱等调料，这些调料不但能使食物美味、好吃，还具有杀菌等作用。不过，产妇也不能过多摄入盐，否则会加重肾脏的负担，会使血压升高。

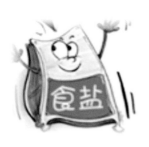

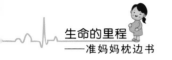

料理外送、月嫂到家 坐月子 除了在家以及去产后护理之家坐月子，妈妈也还有一些坐月子的方式可以选择，例如餐点部分，如果担心婆婆或妈妈又要煮饭又要照顾新生儿照顾不过来，此时就可以考虑选择料理外送，这样月子餐部分就有专人能处理，对照顾者及产妇来说都很方便。此外，现在也有一些专业月嫂会提供到家帮忙坐月子的服务，他们提供的服务非常多元，包括照顾妈妈及婴儿、煮月子餐、简单整理家务等。

 第六节　哺乳的好处

> 现在有越来越多的妈妈选择哺喂母奶，大家都相信哺喂母奶的好处更胜牛奶或羊奶（配方奶），如果妈妈时间及环境许可，那么鼓励妈妈喂母奶，不过如果妈妈真的奶水不足或是有特殊疾病需要长期服用药物，选择配方奶也是一种方法。

丰富的抗体 母奶含有来自母体的各种丰富抗体，尤其是初乳更是提供非常充足的保护力，所以研究认为喝母奶的婴儿比喝配方奶的宝宝更少发生感冒、过敏及肠胃问题。母奶是上天赐予宝宝最好的粮食，它会随着宝宝的成长来变化不同的成分，以满足宝宝的营养需要，所以，即使是早产儿，母奶也会主动调整为适合早产儿宝宝的营养成分。

亲子关系更加温暖　母爱是最自然的天性，能够亲自哺育母奶，更让妈妈觉得自己和宝宝有着密不可分的关系，而宝宝喝母奶时，眼睛会看见母亲的笑脸，耳朵可以听见妈妈的心跳，不但营养成长得到满足，连内心的安全感无意间也提升了。而母亲看着宝宝因为自己的哺育而一天一天的成长，母亲也获得十足的成就感，这些都能使亲子关系更好，让妈妈更快适应新手妈妈的角色。

省钱、省事又方便　宝宝奶粉的价格颇为惊人，尤其是宝宝进入最会喝奶的三四个月大时，如果完全只喝配方奶真的是一笔大的开销，全母奶或是大部分都喝母奶的妈妈会发现喝母乳真是省钱多了，而且平时外出时，也无需携带瓶瓶罐罐，只要一条哺乳披巾就搞定，对于那些喜欢经常带宝宝出门的妈妈来说，母乳会更为方便。不过，母乳妈妈如果是上班族，之后必须花些时间来适应挤母奶的问题。

哺喂母乳，妈妈还可以减肥　产后立即喂母乳有助于子宫的恢复。此外，因为喂母乳妈妈会消耗大量热量，所以妈妈可能也会比较容易肚子饿，不过别担心，即使妈妈吃得较多，体重依然会逐渐减轻，这就是喂母乳的好处，可以让妈妈产后减重更厉害。不过也提醒妈妈喂母乳除了可多喝汤汤水水的食物及增加高蛋白饮食外，也不需要过度过量饮食，另外也要记得多运动，否则还是有可能会发生体重不减的情况。

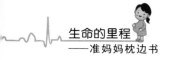

第七节　母乳哺喂技巧大公开

母乳成分划分

初乳：产后前几天分泌的母乳称为初乳，颜色黄、乳状液，量较少，但含丰富的抗体和活的白细胞。

成熟乳：接着一两个星期分泌的母乳称为成熟乳，奶水量会增加、颜色较初乳清淡。每次喂奶前半段所分泌的前奶，含有较多的蛋白质、乳糖、维生素、矿物质和水分，颜色偏灰白色；后半段所分泌的后奶，含有较多脂肪，颜色较白，所以，每次喂奶时，应确认宝宝喝到前奶和后奶，以免宝宝只喝到前奶较无饱足感，而容易饿。

喂奶的频率　婴儿出生后应尽快喂奶，可以促进初乳的分泌。新生儿阶段，只要宝宝想喝就喂，按需哺乳，不用限制喂奶时间，过了新生儿时期后，一般母乳在婴儿体内消耗时间为一个半小时，因此2～3小时就应喂一次。小婴儿阶段一天应喂10～12次，慢慢调整为一天喂6～8次。即使是夜晚也要持续哺乳，此时泌乳激素分泌较多。两边乳房要平均喂奶，以一次喂食半边喂原则，避免较少喂的一侧乳房因而减少乳汁分泌。

乳房肿胀的按摩法　乳房肿胀的原因，多半是因为宝宝没有将乳汁吸完，造成乳汁积聚、乳腺管阻塞，处理的方法就是增加哺喂的次数和时间，而且每次宝宝吸完奶之后，如果还有余奶必须排空。

上班族妈妈如何继续喂母奶　上班族妈妈想要继续喂母奶，势必要经过一番努力与适应，不过，为了宝宝的健康，现在有越来越多妈妈尝试上班后继续喂母奶，而且也有更完整的母乳用品方便妈妈储存母奶。

准备的用品：哺乳胸罩、防溢乳垫、手动或电动吸乳器、母奶收集袋或奶瓶、保冰袋、保冷剂。

挤奶建议：①出门前先挤一次；②上班时间，最好2~3小时挤一次，挤出来的母奶先储存在冰箱；③回家前再把母奶放入有保冷剂的保冷袋中；④回家后尽量亲自喂，如有多余的奶水可以挤出来保存；⑤如果公司有挤乳室是最完美的，如果没有可能要适应在厕所挤奶，挤奶时可看着宝宝的照片。

母奶储存：室温下8~12小时，夏天保存时间较短；冷藏室约5天；一般冰箱冷冻室3~4个月，−20℃冷冻室6~12个月。从冷冻室取出的母乳，可以用热水隔水加温，避免用微波炉或炉火加热，可能会使乳汁变质。解冻后的奶水应及时饮用；如储存于冰箱内，则不能超过12小时，喝剩下的奶水应倒掉，不可再冷冻。母乳通常可以储存在透明、干净的奶瓶中，或是购买专门的母乳袋来储存。

帮助宝宝正确吸乳

喂奶时，妈妈要先找到舒适的姿势，可以用卧姿或坐姿；之后先让宝宝靠近你，面对你的乳房（鼻子及上唇正对着乳头），等宝宝嘴巴张得很大时，再将宝宝贴近乳房。

步骤一：将宝宝的嘴靠近乳头。

步骤二：以C形握法托起乳房，让宝宝的鼻子或上唇封着乳头，等他的嘴张开像打哈欠那么大。

步骤三：将宝宝的头靠近乳房，让他的下唇尽可能地含住大部分乳晕，并避免塞住宝宝的鼻子。

步骤四：吸哺完后，可用手轻轻压宝宝的嘴角，将乳头移出。

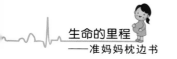
促进乳汁的按摩法

如果感觉奶水较少或是觉得乳腺不通畅时，可以在喂奶前或在用吸乳器吸奶水前，先进行热敷及乳房按摩。可先进行一侧乳房，之后同样的步骤再进行另一侧。

步骤一：先以湿热毛巾（个人可以忍受的范围）温热敷胸部5～10分钟；

步骤二：然后一手托住乳房，另一手手指以螺旋状的方式，从底部（靠近身体的位置）按摩至乳头，整个乳房都以此方式进行。

母奶的收集

除让宝宝和母奶直接哺喂之外，也可以用手挤奶或用吸奶器挤出奶水。挤奶手法见下：

挤奶手法：将双手清洗干净，以C形握法挤奶，即大拇指在上，食指在下放在靠近乳晕处（距离乳头2～3cm），其他手指托住乳房，将大拇指及食指轻轻往胸壁方向内压，请注意避免压太深，以免阻塞输乳管，在以大拇指及食指相对，压住乳晕后方，并反复压放，每个方向都要挤压，并反复压放，一边挤3～5分钟，流量变缓时，再挤另一侧。

吸奶器：市面上品牌较多，建议妈妈可以多比较之后再决定，依照使用说明，将吸奶器放在胸部上，轮流吸出两侧的乳汁，使用后要彻底清洗吸奶器，以免细菌滋生。

刺激泌乳食谱

黑芝麻粥

材料：黑芝麻25g、糙米适量。

作法：将黑芝麻捣碎，糙米洗净，加水适量，煮成粥。

花生香菇猪脚汤。

材料：花生50g，香菇20g，猪脚一只。

作法：先将猪脚氽汤过，再将花生、香菇洗净与猪脚一起放入锅中，加入适当水，煮至猪脚软烂，再加盐调味即可。

青木瓜鲜鱼汤

材料：鲜鱼一只、青木瓜150g、姜丝少许、葱白少许、南杏仁10g。

作法：鲜鱼洗净后切成大块，青木瓜去皮切块备用，水煮开后加入鱼块、青木瓜块、南杏仁炖煮入味，可加点酒去腥，起锅前加入盐、姜丝、葱白即可。

花生豆爪汤

材料：生花生60g，黄豆60g，鸡脚10只。

作法：鸡脚洗净，去爪尖，将花生、黄豆先泡30分钟温水，再将鸡脚氽汤备用，将鸡脚、黄豆、花生放入锅中，加入适量的水，大火煮滚后，用小火焖煮或放入焖烧锅中等鸡脚软烂，加盐调味即可。

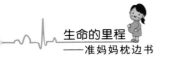
 第八节 预防产后忧郁症

生孩子原本应该是非常高兴的事，但是产妇却会莫名其妙地感到沮丧，心情低落想哭，这有可能是产后忧郁症。

造成产后忧郁症的原因

产后激素改变，使产妇出现情绪障碍；生产时曾发生异常状况，使产妇受到惊吓；产后体力不足加上伤口的疼痛，让产妇感到疲惫；新生儿作息不定，让新手妈妈倍感压力；睡眠不足，容易产生头痛失眠的困扰；无法得到先生和家人的支持，让产妇对未来感到恐惧。

远离产后忧郁的诀窍

充实育儿知识，了解宝宝需求 从产前就要多了解如何照顾宝宝以及宝宝可能会出现的问题，这样可以让妈妈更加有信心，避免一点小事就胡思乱想。

安排好月子计划，充分休息 如果家人没办法协助坐月子，不妨和先生沟通至坐月子中心或是订购月子餐外送，可使产妇得到更好的休息及照顾，减轻身心压力。

结识好友，减轻压力 怀孕后可以多认识一些孕妇朋友，产后大家可以彼此加油打气，分享经验，因为有共同的话题，可以帮助妈妈舒解内心的压力。

第九节　有关坐月子的问题（Q）及答案（A）

Q：哺喂母奶可不可以喝咖啡？

A：并非完全不可，但要注意应适量，因为咖啡中含有咖啡因，可能会使妈妈精神比较亢奋，如果妈妈喝的量太多，例如，一天喝好几杯，有可能因此影响到宝宝，所以，如果要喝，建议少饮，例如，偶尔喝个一两杯，这样就不会有太大的影响。

Q：听说喂母奶胸部下垂外扩的概率比较高，是真的吗？

A：不见得，从怀孕到产后，母亲的胸部要经历很大的改变，例如，胸部增大、喂奶、胀奶、退奶等，胸形上多少会有一些改变，所以，建议可多一些健胸运动，并选择支撑性良好的内衣，胸部下垂、外扩问题就不会太明显。

Q：乳房发炎还可以喂母奶吗？

A：如果妈妈出现发烧、严重乳房胀痛，那么有可能是乳腺炎，此时，就需要找医生治疗，必要时会使用抗生素，但通常还是可以继续喂母奶的。

Q：剖宫产后美容胶带要贴多久？要怎么贴比较好？

A：原则上建议要贴3～6个月，妈妈可视个人恢复的情况来调整，另外，贴的时候建议采用和伤口垂直的方式，这样施展性较好，预防瘢痕上生的效果较好。

Q：如何预防产后掉发的情形？

A：产后半年内可能会有产后掉发的问题，如果没有太过严重，通常不需要特别治疗，等一段时间过后就会恢复正常，平时洗头时可以选择比较温和的洗发剂，另外，多按摩头皮，以及均衡摄取各种食物，掉发的情况也会改善，如果真的掉得非常严重，建议可以去看皮肤科。

Q：坐月子期间可以碰生水吗？

A：过去传统坐月子，产妇被要求不要碰生水，主要是因为过去的用水没有

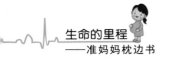

经过消毒，担心会有一些细菌滋生，但现在的自来水都已经经过消毒，应该没有这样的疑虑。

Q：产妇可以立即穿调整性束身衣吗？

A：通常刚生完后，如果是剖宫产产后，会建议先视情况使用束缚带，先不要太紧，以免造成不舒服，目的是帮助固定伤口附近的韧带。至于，调整性束身衣，若不影响到会阴部的清洁动作，还是可以穿，另外，每天使用时间不要太长，以免发生长疹子或身体循环不良的问题。

Q：坐月子期间可以减肥瘦身吗？

A：坐月子期间妈妈应该摄取均衡的营养，如果要减肥瘦身，最好的方式是多运动加上适当的饮食控制，尽量避免使用药物或节食等其他不当的减肥手段。

Q：想要回娘家坐月子，但又不知怎样告诉婆家？

A：除非和婆家很熟悉，否则回娘家坐月子对多数的妈妈来说，总是比较轻松、没压力，如果很想回娘家坐月子，不妨在怀孕中后期就主动透露这样的讯息让婆婆知道，可以避免婆婆已经作了准备，媳妇又不回来坐月子的尴尬，另外，也可以尝试告诉婆婆，自己会认床，回娘家住在自己原来的房间，比较不会有这样的困扰。

Q：有人说坐月子的时候最好不要看电视、看书、上网，以免伤害眼睛？

A：传统认为坐月子期间各种器官都很脆弱，包括眼睛都要避免过度使用，不过，只要产妇不要长时间盯着电视或电脑，看过20分钟就让眼睛休息，然后多看远景或绿色植物，偶尔看电视或看一些书应该是影响不大。

Q：平常都不喝酒，可是婆婆煮的月子餐都含有不少的米酒应该怎么办？

A：可以建议婆婆在烹调月子餐时尽量煮至酒精挥发，或是减少一些米酒的用量，甚至完全不加米酒也是可以的，米酒的作用只是为了促进身体血液循环，通常只要少量即可，不需要加大量的米酒，另外，坊间也有一些米酒水，酒精浓度低，怕酒精的产妇也可以使用。

亲爱的宝宝，你的足迹已在妈妈的心里留下深深的烙印：

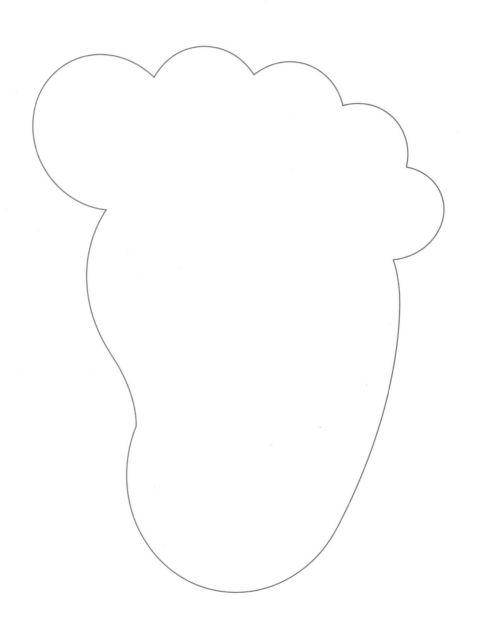